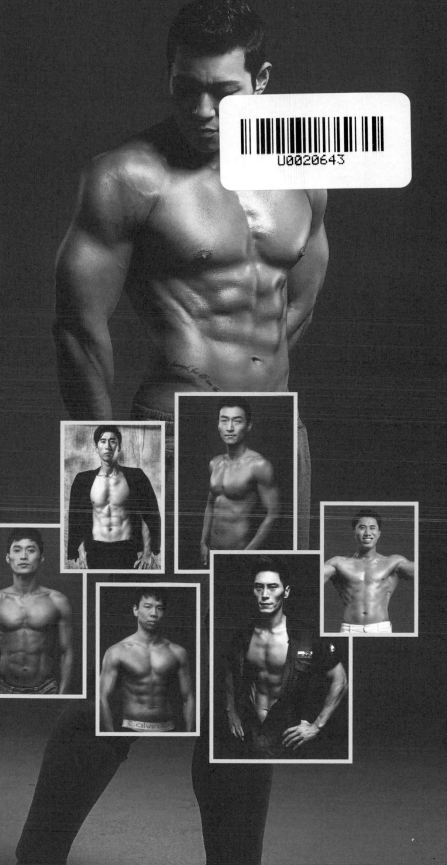

U0020643

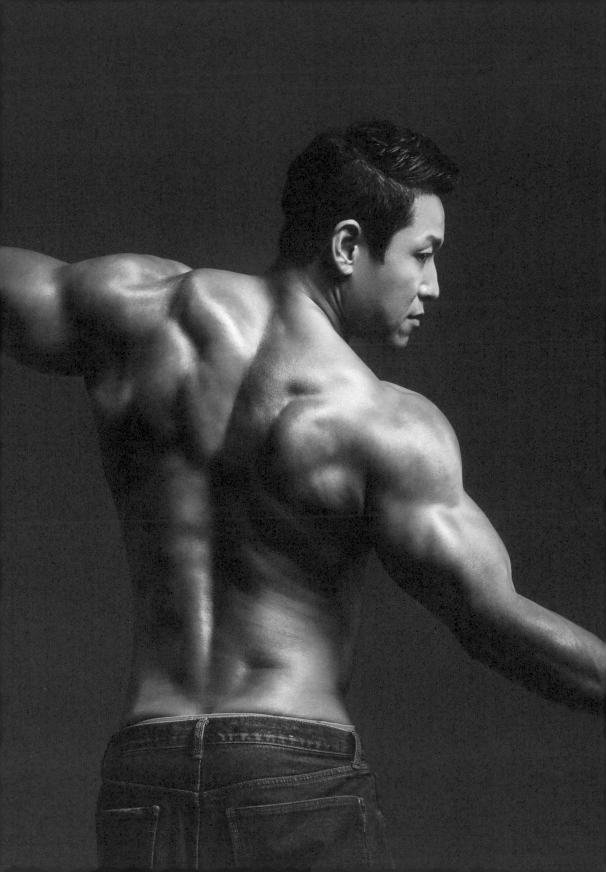

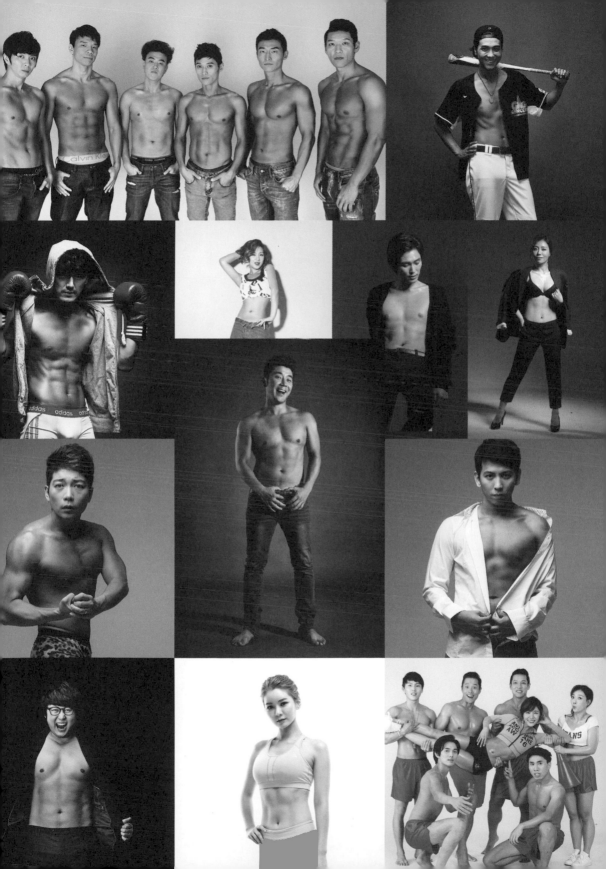

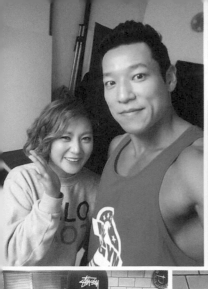
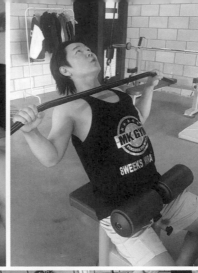
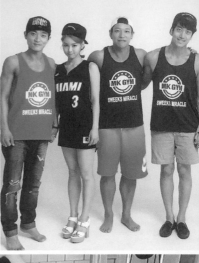
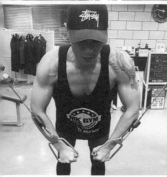
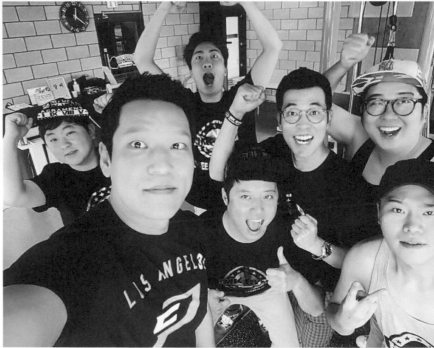
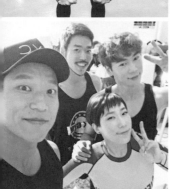
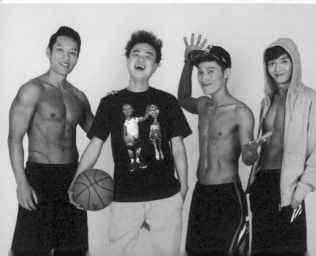
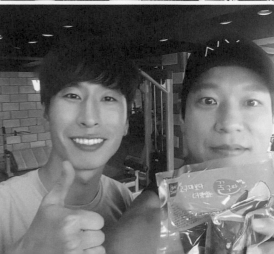

只要8週 讓肌肉
奇蹟般復活

徹底告別
爛身體、弱體力的
野獸訓練

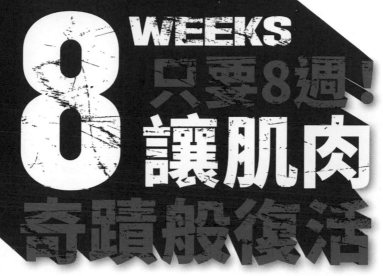

8 WEEKS
只要8週！
讓肌肉
奇蹟般復活

趙名紀 조명기 著

你有著「受詛咒的身材」嗎？
那就來挑戰8週的奇蹟吧！

每個人都有自己理想的身體意象。有些人喜歡有大塊肌肉的身材，有些人喜歡由小肌肉組成的精實身材，或者沒有一點贅肉的苗條身材，還有所謂穿什麼都好看的衣架子，相信你也都有著自己理想的夢幻身材。

但可想而知，想要的身材不會在一夜之間自動塑造出來。雖然，有些人天生就擁有一副令人羨慕的好身材，但這也需要最低限度的努力。那麼，難道真的沒有能讓所有人，在短時間內達到效果的塑身祕訣嗎？

這個問題的答案就在本書之中。我從2013年12月開始到現在為止，共進行了數十次「8週的奇蹟」計畫。這段時間有無數藝人和一般民眾皆參與了這項計畫，所有人都在8週後體驗到驚人的身體變化。特別是在這之中有30～40多歲的男性搞笑藝人，他們有著典型的肥胖、虛弱、疾病等「被詛咒的身體」，那他們是如何在8週內改造出令人羨慕的體態？本書將仔細介紹關於改變體態的案例和祕訣。

當然，僅從邏輯上的時間來看，你可能會認為8週的時間非常短，在這麼短的時間內應該很難透過運動改變身體。因此，參與這項計畫的搞笑藝人們，一開始也半信半疑的說：「才8週身體就會改變？要減掉這扎實的腹部贅肉？」但同時也表示「就當被騙了，眼一閉牙一咬做個8週吧！」「如果是這種程度就試個一次看看吧！」一群人在疑惑中開始了這項改造計畫。

8週後，參與者們皆異口同聲的表示，隨著時間的流逝，體能狀態也逐漸的提升，身體外型的變化真的太令我們驚訝！原來，「身體不會說謊啊！」，並自責的說出：「原來只要做到這種程度就夠了，之前真得太過放任自己的身體了」。

身為教練，我想告訴大家的就是這點。如果真的想塑造理想中的夢幻身材，哪怕只有短短8週，也要為自己騰出時間。寫這本書最大的目的，是希望每個人都能為自身健康投入一點時間；不單只是為了看起來養眼的觀賞型身材，也為了連深層肌肉都健康的身體，每天只要投資30分鐘～1個小時，你的身體就會自然而然地跟上你想要的目標。如果想要擁有夢幻身材，8週的奇蹟計畫就能讓你身體完全與眾不同！

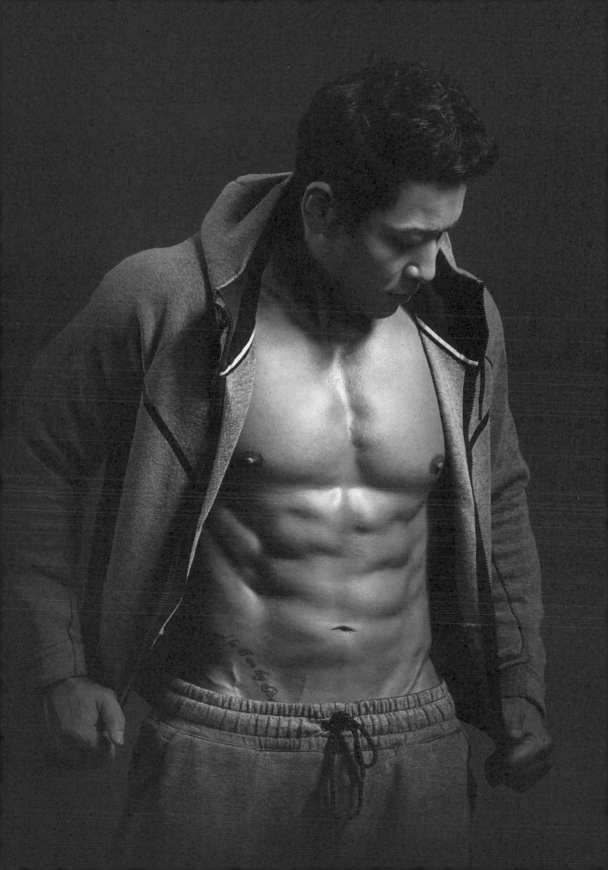

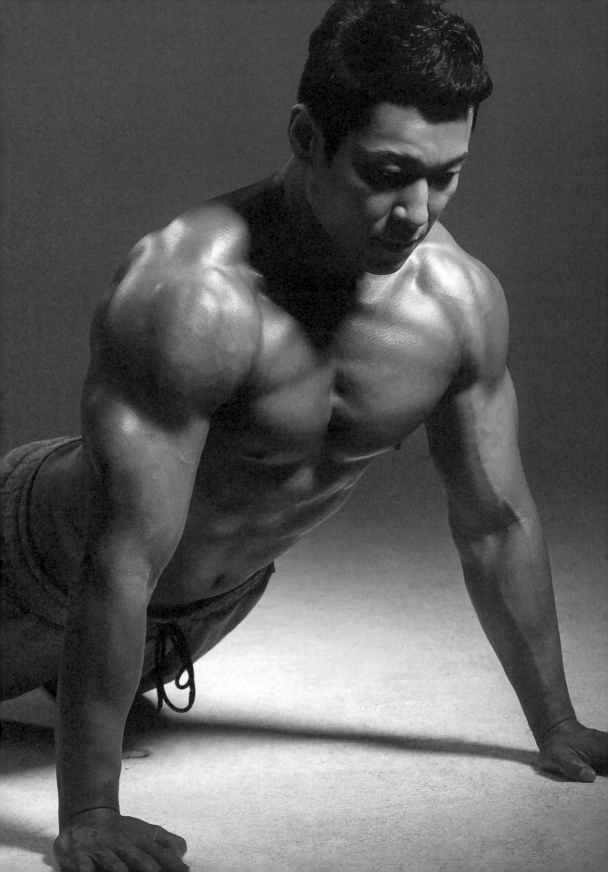

為邁入30歲以上男性
準備的健康計畫

據調查，在韓國每三位國民中就有一位肥胖，特別是忙著處理職場生活的30多歲男性，其肥胖和抽菸率最高。在職場中活動最旺盛的30多歲男性，除了處在身體發生眾多變化的年齡之外，亦隨著老化而暴露在許多慢性病中，例如：腹部脂肪堆積和肝臟、膽固醇等健康危險圖表指數也越來越高。你們要知道30多歲是一生健康的分岔點，如果在這個年齡不能練出基礎且結實的身體，那麼在40歲以後的體力和耐力就會下降，這個階段想要再打造良好的肌力，就會顯得更力不從心。

但對於現處於難以抽出時間的30歲男性來說，養成規律運動習慣可說是遙不可及的一件事，更何況大部分男性都會認為，自己經歷過軍中的體能訓練，所以只要下定決心隨時都可以訓練出體能。但現實生活中，大多數的男性都會因不知道該做什麼運動及訓練，而猶豫不決！

正因為看見這些問題，我開始這項名為「8週的奇蹟」計劃，做為建構規律運動和訓練的出發點。8週的奇蹟顧名思義就是希望奇蹟能在8週內發生而命名的。我了解大多數忙碌的現代人很難抽出時間養成規律的運動習慣，也沒有耐心等待長時間訓練後的結果。因此，我決定以8週這一個緊湊的時間限制，達到最佳的訓練成果。

同時，我想告訴正在職場、社會和家庭中水深火熱的30多歲男性們，你每天只需要抽出30分鐘的時間，無論是上班前或下班後，只要堅持不懈進行8週，一定會感受到身體出現驚人的變化。

我真心的希望所有的男性，都能在生活與健康中取得平衡，同時也能透過這本書獲得更好的體態及自信心。現在就趕快來擁有，自己最夢幻的身材吧！

趙名紀

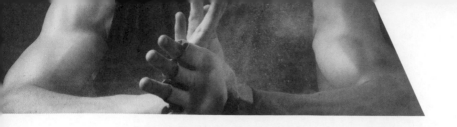

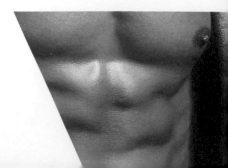

Contents

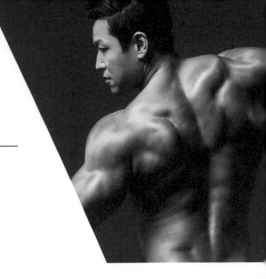

/PART 2/
熱身運動

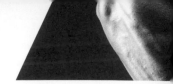

/ PART 3 /
8週奇蹟的每日運動

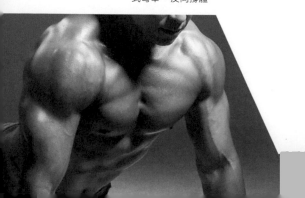

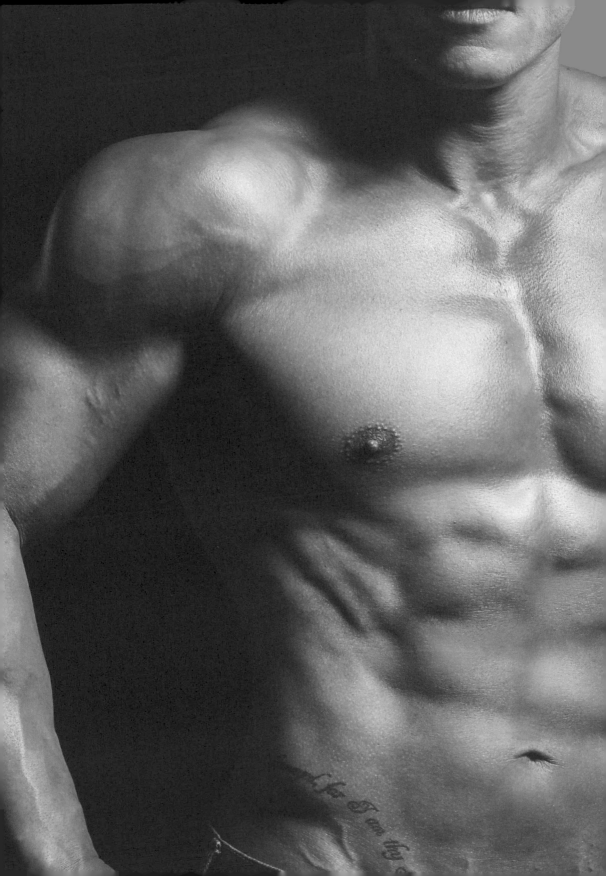

1

打造強悍男人的
8週奇蹟

START UP

讓搞笑藝人們
崩壞身材180度轉變的
傳說級教練

決心當健身教練

在升上國二時,身高突然增長了17公分,因此便萌生想成為籃球選手的夢想。升上高中後想加入籃球部,但由於以打籃球的年紀來說,我開始的時間點已經很晚,所以連加入球隊都很難。在經過兩次測試後,我才勉強進入籃球隊。而在打籃球的過程中,我感受到運動員們是多努力在運動這件事情上,除了要面臨無數次的運動傷害之外,還要經歷多重的挫折與關卡考驗。

雖然,我只短短過了三年的選手生活,但隨著比賽表現嶄露頭角,並獲得釜山大學的認可,因此進入釜山大學體育教育系就讀。雖然,籃球是我最主要的運動項目,但因為是師範大學,所以學到了生理學、解剖學、力學、訓練理論等,跟運動訓練的相關知識,進而奠定我未來朝向運動訓練方向的理論基礎。

在入伍服役期間,我看見部隊有許多身體肥胖或體能不佳的人,因為無法跟上軍中體能訓練的節奏,在軍中生活過得十分辛苦。所以,我在每日工作結束之後,特地為他們進行一連串的體能訓練。經過一段時間後,發現他們的身形與體能都出現明顯的變化,這也開啟我想幫助他人改變身形與體能的想法,因此在退伍後就朝專業教練的方向

邁進。在進入健身房工作之後,看見許多學員因我的訓練計畫,達到他們自己心目中夢想身材的那份雀躍感,讓我深刻感受到幫助別人改變身形與提升體能,是一項十分具有魅力的工作。

適合自己身體的運動另有它法

看著別人身體變化,我思考著首先要讓身為健身教練的自己臻於完美。雖然在當籃球選手時,透過部分肌群的重訓方式練出一副大家都稱讚的好身材,但我內心了解,想要打造不同於籃球選手時期的身形,就必須找尋不同的運動及訓練模式。

在籃球運動員生涯中,基本上會優先進行有助於打籃球的功能性訓練。例如,籃球選手們經常做跳躍動作,即使做負重動作,也只會集中進行深蹲或弓步等動作。另外,如果手臂或肩膀練太厚,就會讓投籃動作不自然,所以比起上半身運動,更注重核心和下半身訓練。因此,我的下半身和核心都很強,但上肢(肩膀、手臂、背部)很弱。

但作為健身教練在訓練身體時,我發現體能動作不能忽視身體的任何一部分。因為要保持上下半身的均衡,所以上半身運動、下半身運動、核心

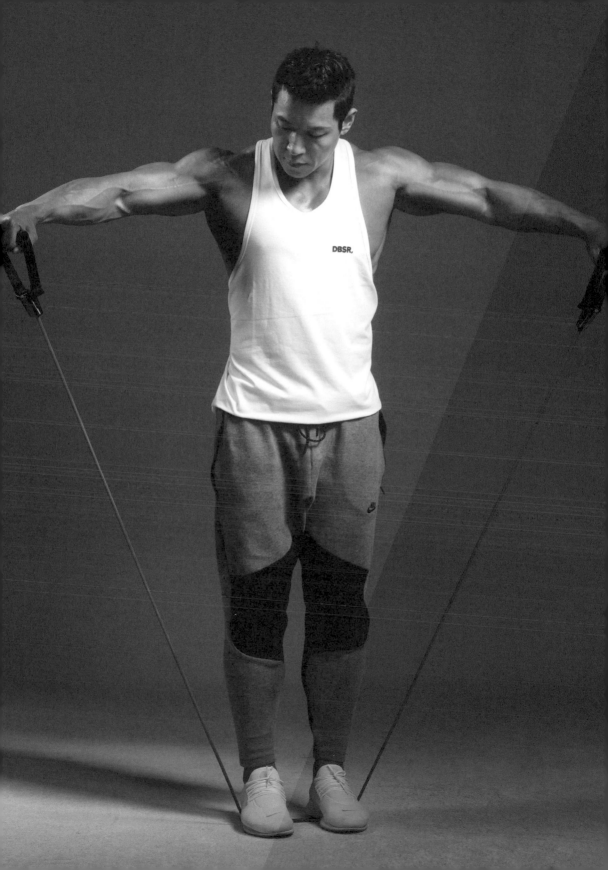

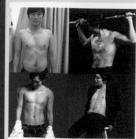

비만 개그우먼 양혜지, 42kg 감량 '8주간의 기적'

8 weeks Miracle
YANG HYE JI
Trainer M. K. CHO
Photographer Jayden Park

개그우먼 양혜지가 8주만에 42kg을 감량, 꿈의 다이어트를 절반의 성

EIGHT
WEEKS

상국-김승혜, 8주간 트레이닝으로 '반전 복근' 장착

트위터 페이스북 미투데이 요즘 C 싸이월드

8 weeks Miracle

Trainer M. K. CHO
Photographer Jayden Park
MKGYM & ATTISTUDIO

S funE | 강경윤 기자] 개그맨 양상국이 몸짱으로 거듭났다. 양상국을 비롯해 개그우먼 김승
, 코미디언 류근일, 김여운 등도 8주간의 트레이닝을 거쳐 몰라보게 달라진 몸매를 갖게 했다

MIRACLE
TRAINING

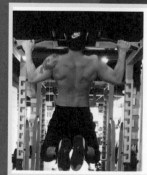

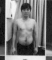

trainer_mk

運動都要均衡的安排。因此，最重要的是保持身體均衡，並專注於進行細微的肌肉訓練和伸展。另外，籃球雖然會消耗很多卡路里，但由於是需要心肺耐力和技術的運動，所以只有特定肌肉發達的傾向。不過體能訓練是為了讓全身變得結實健康，因此需要使用所有的肌肉，這對打造均衡的體態非常有效。所以現在我會專注在強化較弱的部分、維持較強的部分，同時亦保持身體平衡的訓練方式。

8週，讓體內隱藏的肌肉甦醒

看到我訓練出比以前更細緻肌肉和均衡身形，許多會員及周遭的人都說自己也想塑造出理想身材。這時我便開始構想「8週的奇蹟」計畫。首先考慮如何讓和我同齡的30多歲男性能開始進行運動，於是我決定要訂定一個期間。

那時是2013年初，在一個偶然的機會下，我在Y-STAR電視臺進行用6週改變主持人體型的《好奇吧！6週的奇蹟》節目，節目結束後個人覺得仍留下一些遺憾。雖然當時主持人的身材有產生變化，但我認為若要打好基礎，需要比6週更長的時間。因此，為了能讓參加者能確實對身體變化、運動的必要性及效果持肯定態度，我得出需要「8週」的結論。一般以減肥為目標的計畫，大多會以12週來規劃，但對於忙碌的現代人來說，12週是漫長而感到有負擔的時間。因此，我為了讓參加者們在8週內就能獲得最大效果而設計了這個計畫。

2013年底，與搞笑藝人吳知憲、宋俊根、金仁錫等第一期參加者合作，開始了為期8週的奇蹟計畫。我根據他們各自體質和生活方式編寫食譜和訓練方法，並針對不足點及維持平衡的體態，也提出解決方案。然而這個計畫大獲成功，驚人的變化也引起大家的熱議。我個人也獲得了僅用8週就能充分創造變化的經驗值和自信感。此後不斷有希望加入這項計畫的人，使得這項計畫不斷的累積下去，截至2017年第12期為止，共有150多名參加者見證了身體變化的奇蹟。

參加8週奇蹟計畫的他們彷彿重獲新生，不僅找回擁有肌肉量的身體、健康及自信心之外，也找到運動訓練的樂趣，可謂一石四鳥。看著他們打造出夢想中身材的過程，不僅覺得十分有意義，也覺得自己好像一位雕刻家，把人們的身體塑造為夢幻的理想身材。

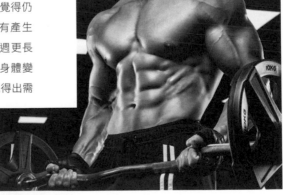

身材和健康一箭雙鵰的 8週奇蹟運動

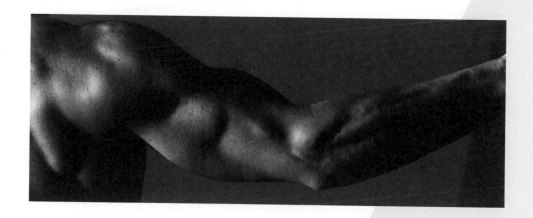

男人們，只要堅持8週就好！

男性中應該沒有人未曾報名過健身房或嘗試過運動的吧？但是，由於加班和聚餐等經常突然出現的行程，讓加入健身房但連一半時間都去不了的情況屢見不鮮，新年制定的運動計劃也經常是三天打魚兩天曬網。因此，對於這個時代只能進行呼吸運動的男性來說，這本書是不需要非得遵循場地、時間、服裝或別人眼光下所進行的運動。當然，如果能在最佳環境下有系統的運動會更好，但並不是一定要去設施好的健身房才能使身體變好。

我想強調的是，只要自己秉持著意念，誰都可以將隱藏在體內的肌肉、只有在夢裡才能實現的夢幻身材變成真實。

但是，你堅持8週吧！如果用天數來計算是56天，按時間計算是1344小時。8週的奇蹟計畫除了週末以外，平日5天，每天30分鐘到2個小時，一週最多10個小時，8週只要運動80個小時就可以了！以一天24小時來算，等於只有進行運動三到四天的時間。如果從現在開始動起來，8週後，你一定會找到運動的樂趣，並自主運動起來。

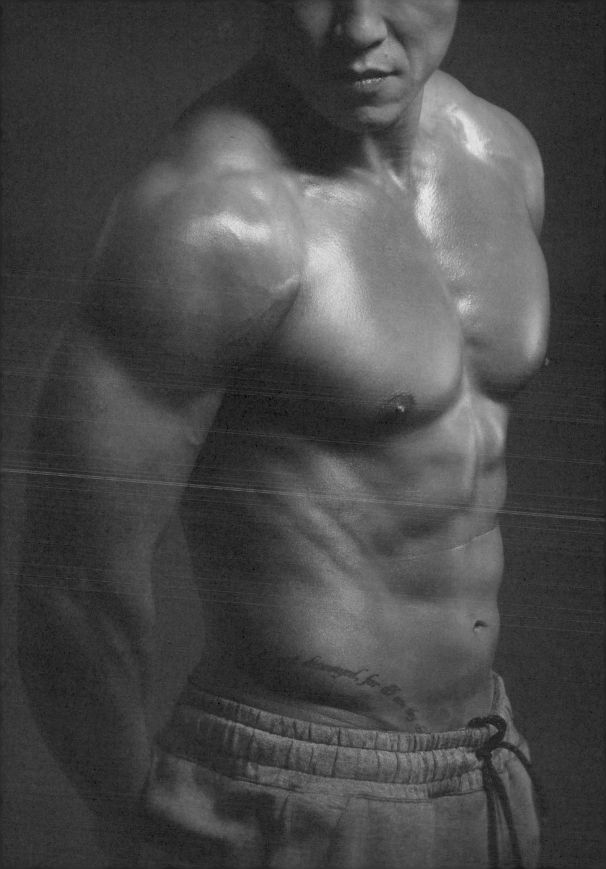

8 WEEKS

8週奇蹟帶來的4種禮物

包括我自己的體驗在內，經歷過8週奇蹟的他們
異口同聲地說，你會見到超越身體變化的奇蹟。

1 自信

透過運動改變身體，使身材變好，自信心就
會提高。穿衣服時也會有自信的選擇能凸顯身材
的衣服。就像長得帥的人經常站在鏡子前看自己
的樣子一樣，如果身材變好，就會做出經常在鏡
子前觀看自己身體的舉動。這種身體的積極變化
會讓所有地方都產生自信，同時也能感受到成就
感上升。

2 運動的習慣化

體驗到運動後變得健康、身材變得美麗的
過程。雖然只實施8週，但只要堅持下去，身體就
會變得更美。身體發生變化後，就會受到週圍人
的羨慕，而為了維持和發展這種狀態，你會更加
熱愛運動。那麼無論在哪裡，都會不受場地限制
的進行運動。不是說失去健康就會失去一切嗎？
健康與幸福息息相關，因此無論多麼忙碌，只要
抽出時間，養成將運動生活化的習慣，8週的運
動就足以成為禮物。

3 知道這輩子接下來該怎麼運動

這個計畫最重要的目的是在8週內測試自己
的極限，透過正確的運動方法體驗身體變化有多
大，然後以這種變化為契機，使運動成為終生生
活化。因此你將可以在8週的期間內，準確的知道
自己缺少的部分是什麼及需要什麼肌肉。8週結
束後，也會感受到透過運動彌補自己不足之處的
樂趣。

4 生活方式產生變化

開始運動後會更常前往體育館，或認識喜
歡運動的人，相互刺激和鼓勵，運動將成為生活
的一部分；這麼一來，生活方式本身就會發生變
化。透過8週奇蹟計畫成功塑造健康身材的人，
將會比以往更加勤奮，並對健康產生了濃厚的
興趣。

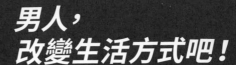

男人，
改變生活方式吧！

8週的奇蹟不是成功一次就結束，得要延續一輩子。即使僅在8週內就獲得了令人滿意的變化，也不能就此結束不再運動。透過8週的奇蹟感受到身體的變化後，只有對運動抱有興趣和樂趣，一生持續追求運動，才能維持健康的身體。因為我們的大腦會記得過去的身體，所以辛苦運動訓練的身體得要維持一段時間，才會被大腦記住。否則，身體會因溜溜球現象而回到過去的狀態。因此，請至少要維持六個月到一年左右，新的身體狀態才會被記住，並能維持住這個身體狀態，因此堅持將運動生活化非常重要。

每週3次，每次至少堅持運動30分鐘以上，就能一輩子維持帥氣的身體。

透過8週的奇蹟，我期待的是和更多人分享「所有人都能健康，這個過程並不難」這件事。比起單純的變瘦、擁有帥氣的腹肌，我想分享的是「今天比昨天更健康」的生活方式！8週的奇蹟是獲得一生健康的關鍵。

搞笑藝人
「被詛咒的身材」，
8週就能
重生為肌肉猛男

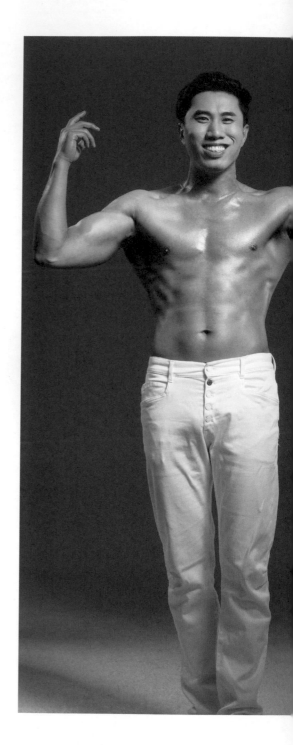

在不規律生活中創造身體奇蹟

突出的肚子與滿滿的脂肪，代替了失蹤的肌肉，並帶來虛弱無力的體質，這些典型缺乏運動的搞笑藝人們，將透過徹底的飲食調整和運動，變成一位身材好、有肌肉的猛男，並見證著8週的奇蹟。肥胖虛弱的身體、從未苗條過的圓滾滾身材、只有腹部堆積脂肪的體態、即使堅持運動也從未見過六塊腹肌等，在這些代表韓國30多歲藝人們的身上，各位也許都能發現一兩個自己也有的點。下面將公開8週期間努力運動，同時進行飲食管理，獲得驚人結果的成功祕訣。

對於這些成功變化的搞笑藝人們，有些人可能會想：「他們是時間充裕的藝人，跟我們上班族不一樣，所以才有可能做到」。但是，他們不分晝夜都要跑節目行程，還要參與創意發想會議以及各種活動，這種不規律的生活成為了搞笑藝人們身體虛弱的原因。對他們來說，之所以開始運動不是為了身材，而是為了健康，因此8週的奇蹟計畫主要目標是改善他們的健康。而在開始管理健康後，身材自然而然的出現變化。於是他們終於擁有了帥氣的身材，產生了自信，越是這樣，就越有動力運動。不是因為身材好看所以身體健康，而是因為身體健康，所以才擁有好看的身材。

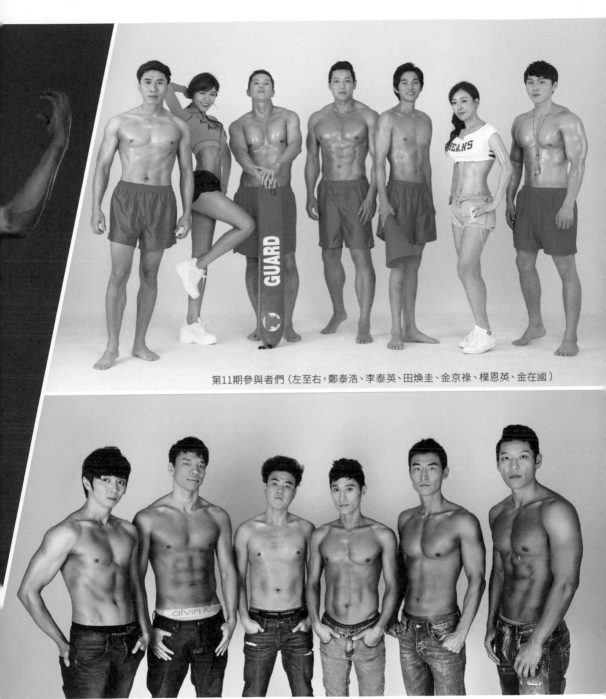

第11期參與者們（左至右，鄭泰浩、李泰英、田煥圭、金京祿、樸恩英、金在國）

第1期參與者們（左至右，洪景俊、吳知憲、蔡京善，宋俊根、金仁錫）

持續運動！目標是零溜溜球效應

貫穿8週奇蹟計畫的原則，是可持續的運動和減肥！參加活動的所有人共同適用的核心目標是「自然的變化和可維持的身材」。

我為參加計畫的所有搞笑藝人們訂定一週的食譜，並反覆強調沒有反彈的變化才是真正的健康。考慮到參加者的體力非常低落，我專為他們量身定做的運動計畫和自然飲食，在計畫結束後也會有助於他們持續管理身體。為此，平時掌握飲食管理方法是最重要的。以及為了避免溜溜球效應，增加參加者的肌肉量也是重要的課題。因為，核心關鍵在於增加肌肉量，使基礎代謝率提高，讓身體改變為不易胖的體質。因此，在最初的1～2週內，會集中於讓他們熟悉基礎的肌肉運動方法。

但是由於職業特性，搞笑藝人們的行程隨時在變更，很難進行運動管理。因此，他們在每週無法和我實際碰面一起運動4次以上的日子裡，我們每天都會以社群媒體共享運動課程，以執行課程並獲得認證的方式管理參加者們的運動狀態。多虧參加者們懷著要變得健康的意志，確實的遵循教練指導，才能取得成功的結果。

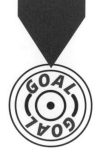

8週循序漸進計劃

第1～2週

目的在提高體能狀態。大部分剛開始運動的人大多都體力不足。因為只有以體力為基礎，才能消化必要的運動量，所以這個時期的運動目標，在一定程度上是為了提高體力。

第3～4週

以分解部位的運動為主，每週進行2次以上需要補充執行的運動，並以強化為運動目的。

第5～6週

以分解部位的運動為主，逐漸提高重量，以感受肌肉刺激為運動目的。

第7～8週

重點放在該如何進行終身運動，並提出邁向終身運動的大方向。

第 6 期 孟秀智

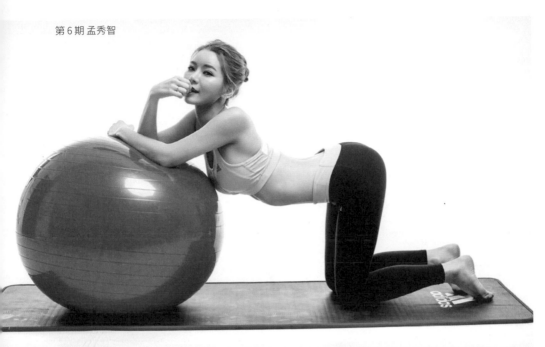

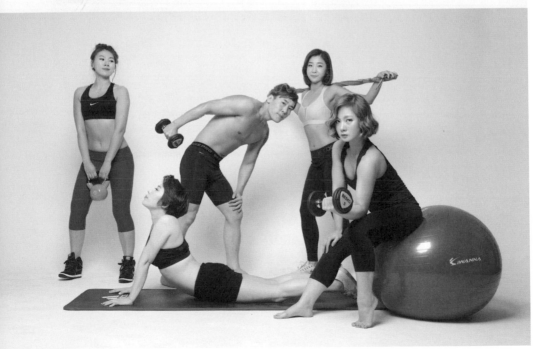

第5期參加者們（左至右，鄭智敏、晟敏、金英姬、金賢秀、朴娜萊）

「這就是男子之道！」
搞笑藝人金在宇成功記

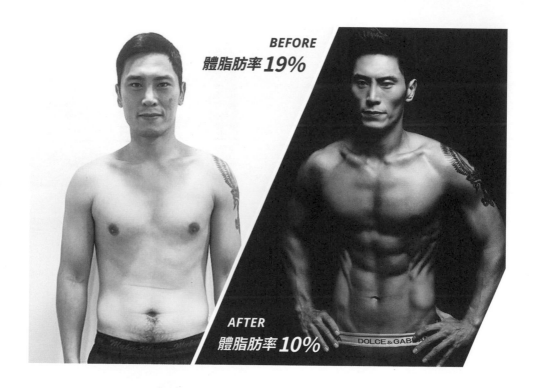

BEFORE
體脂肪率*19%*

AFTER
體脂肪率*10%*

在軍醫電視劇《藍色巨塔》中飾演金兵長、備受矚目的Instagram明星金在宇，雖然擁有在別人看來無處可減的身材，但自己卻因隱藏在衣服下的贅肉而倍感壓力。參加為期8週的奇蹟計畫是人生的轉折點，計畫結束後體脂肪率從19%下降到10%。現在可以放心穿緊身T恤的金在宇，他奇蹟般的體驗祕訣就是「如果在自己的人生中，我連8週都堅持不了，我會對自己非常失望」。金在宇在8週的時間裡，為了遵守與自己的約定而運動，並獲得了驚人的成果。

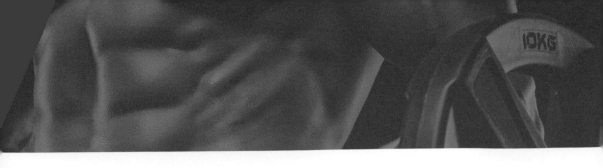

消除腰部和腹部贅肉的奇蹟食譜

平時的飲食習慣基本上不太規律，而且食量非常大，甚至趙名紀教練看到我自己一個人吃光了辣炒年糕而非常驚訝。平常喜歡吃餃子泡麵，喜歡到可以為了餃子泡麵從睡夢中醒來，披薩、義大利麵等也都吃。幸好我不太喝酒，但從飲食習慣來看，我的肚子有贅肉是有原因的。但是開始運動後，我百分百無條件的努力遵守趙名紀教練制定的食譜。

相信8週的奇蹟並跟著做

從運動3週後開始，我一直向趙名紀教練提問，問說我的身體真的變好了嗎？每當這時，趙名紀教練都會說：「相信我，跟著我做吧」。然後也真的在僅僅過了6週後就發生許多變化，這時我才覺得「身體真的不會說謊啊」。如果有教練相信你的身體，並要你把身體託付給他的話，那麼就算教練「叫你去吃屎那就去吃吧！」因為他絕對不會讓你吃錯的東西，也不會告訴你錯的事。

趙名紀教練的診斷

金在宇的腹部和側腰部分贅肉較多，因此重點執行側腰運動。

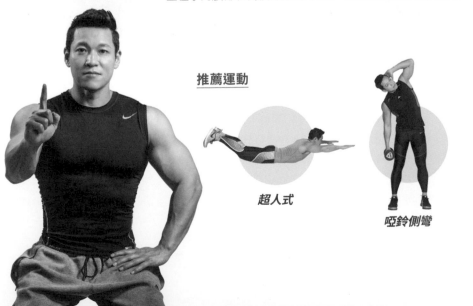

推薦運動

超人式

啞鈴側彎

「從搖搖晃晃啤酒肚變成堅硬腹肌！」搞笑藝人宋俊根成功記

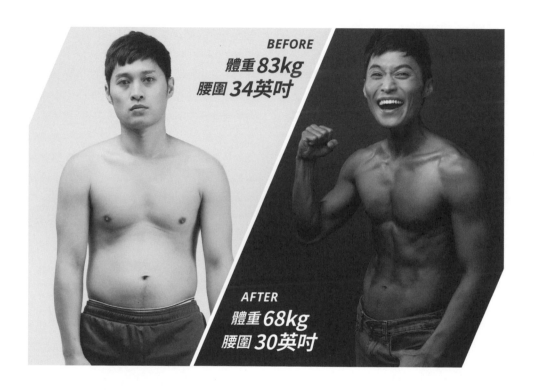

BEFORE
體重 **83kg**
腰圍 **34英吋**

AFTER
體重 **68kg**
腰圍 **30英吋**

以「Would you please閉上你的嘴？」、「歡迎哩啊～」、「Lada、Lada、Arada」等流行語展現出角色人氣的搞笑藝人宋俊根，過去從未意識到自己胖了，但不知從什麼時候開始，不僅感到氣喘吁吁與肌肉力量下降，抱著女兒時也開始感到手臂無力。在看鏡子的瞬間，他意識到自己的身體像天線寶寶一樣圓，四肢也瘦弱得像蜘蛛一樣。每當需要跳舞時，由於肌肉力量不足，要消化練習量就讓他感到非常辛苦。為了家人的幸福和自己的健康，他覺得不能再這樣拖下去，所以開始了運動。參加計畫後身材變苗條，跳舞就輕鬆了，特別是在一起運動的成員中，他擁有最發達的小肌肉，讓人羨慕不已。

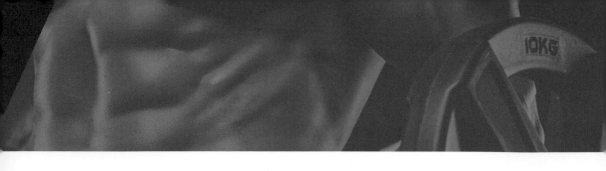

超重和過高的體脂肪

結婚後因為經常聚餐，體重增加了很多，加上經常吃又鹹又辣的刺激性食物，以及吃飯時間不規律。導致體重過重，經常會膝蓋痛，甚至出現嚴重的打呼症狀，問題非常嚴重。另外，肌肉量也明顯較低，且由於沒有做其他健康管理和運動，因此超重和體脂肪等問題已經達到了嚴重的程度。

為了更好的身體而默默執行

老實說，剛開始運動的1～2週身體非常疲憊，肌肉也非常痠痛。有時候會想，我本來就沒在運動，現在才開始運動沒用吧！但是到了第4～5週後，肚子慢慢縮進去，身體產生線條時，就會覺得有運動真的很棒。最後一週體重減少了很多，但運動時真的是太累了，雖然不得不降低運動強度，但有記得為了更好的身體而忍耐。我本來就是一旦開始做就要狠狠做到底的人，所以就邊想像著更帥氣的身材邊默默忍耐，做完運動。真的很累的時候，就吃一頓自己想吃的食物，然後多做一點運動，另外開始買菜也是一種樂趣。

趙名紀教練的診斷

宋俊根整體上體脂肪較多，腹部尤其嚴重。
因此要透過提高肌肉量增加基礎代謝率，並讓他多做胸肌運動和腹肌運動。以減少體脂肪為目標進行集中訓練，比起過度勉強運動，我更建議階段性的提高強度。

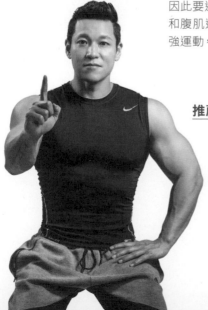

推薦運動

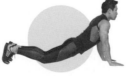

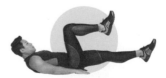

波浪式伏地挺身　　　　剪刀腳式踢腿

「不起眼的蜘蛛型身材，運動才是正解」搞笑藝人金仁錫成功記

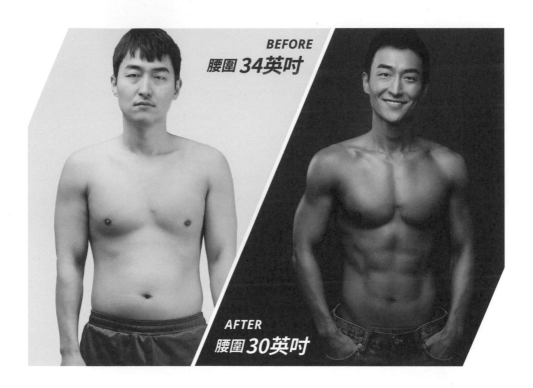

BEFORE
腰圍34英吋

AFTER
腰圍30英吋

暖男搞笑藝人金仁錫，從表面上來看因為臉型不胖、手腳又長又細，所以經常會聽到別人說「你哪有胖啊，為什麼要運動？」但確認過才知道，他是腹部脂肪層層堆疊的腹部肥胖型身材。在挑戰當演員的過程中累積了壓力和疲勞、體力也透支的他參加了計畫，在8週後腰圍從34英吋減少到30英吋，取得了驚人的成果，同時讓肩膀變得更寬，手臂也變壯了。現在他已經成為了一個自信的肌肉男，每當照鏡子時，他都會說「我的身體也很美呢」。

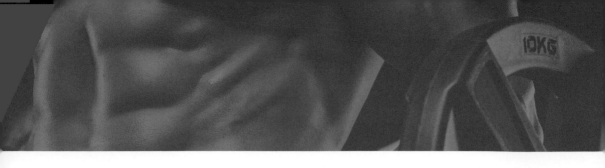

不規律的生活和運動不足

平時飲食生活不規律、頻繁的酒席和日夜顛倒的生活方式讓一切都很糟糕。特別是由於運動量不足，讓腹部肥胖達到危險等級，加上夏天只對看得見的部位進行運動，疏忽了看不到的部分，導致身體肌肉不平衡。

低熱量高蛋白便當

要想塑造結實的身體，蛋白質是必需的營養素。在運動期間，我母親每天用雞蛋、牛肉和雞胸肉等高蛋白、低熱量的食譜幫我帶便當。運動完後我會和一起開始運動的吳知憲一起吃飯，結果後來他的太太就像在和我母親互相進行一場廚藝對決一樣，幫他做了各種料理。因為成效非常好，所以我很推薦大家堅持吃肉類和魚類等安全的高蛋白質食物。

樹立正確的目標，成就感倍增

如果中途身體變化緩慢，最好再更努力做有氧運動。而且要相信教練的指示，即使疲憊也要跟著做，不知不覺體能就會變好。最重要的是要先樹立正確的目標，再進行運動。

趙名紀教練的診斷

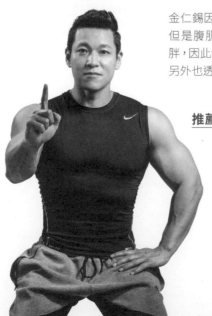

金仁錫因為以前有運動過，所以手臂和上半身的肌肉都很發達。但是腹肌和下半身肌肉量不足，體脂肪堆積導致嚴重的腹部肥胖，因此需要改善不平衡的狀態，掌握全身的均衡。
另外也透過有氧運動和飲食，集中全力於讓脂肪變少。

推薦運動

V型捲腹

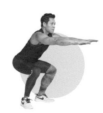

深蹲

「打造出零反彈的最佳樣本」
搞笑藝人吳知憲成功記

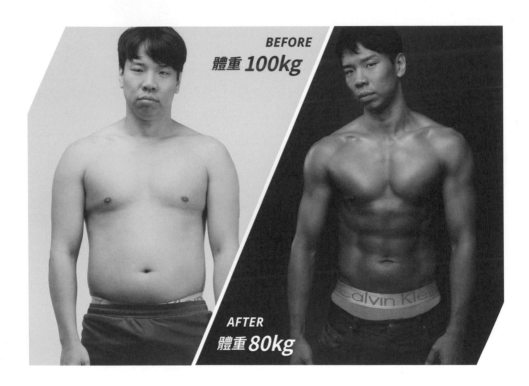

BEFORE
體重100kg

AFTER
體重80kg

比起初次減肥,第二次減肥總是更困難。2011年,吳知憲以嚴酷的減肥方式瘦下40kg而成為話題。但是由於嚴重的溜溜球效應,使他的體重反彈至比以前更高,接近100公斤。處於自暴自棄狀態的他沒有管理飲食習慣,導致健康也快速惡化。但記得他好身材的粉絲們希望他能展示腹肌,使他備感壓力。幸好和同事們一起參與為期8週的奇蹟計畫,體重足足減了20公斤。特別是這次透過肌力訓練,專注於打造不會再反彈的身體,使他至今仍保持著苗條及結實的身材。

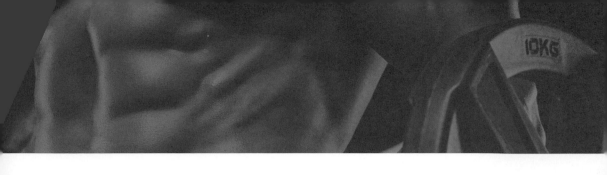

暴飲暴食和不規律的飲食習慣成為問題

平時養育三個孩子，同時要做好搞笑藝人的工作，有空檔時才能不規律的吃飯，所以有暴飲暴食的習慣。另外由於變得比以前懶惰，運動量又不足，累積之下不知不覺身體回到以前的狀態。然而，隨著再次復胖，產生了嚴重的打呼問題，後來又發現有呼吸中止症狀，因此急需減輕體重。

多吃就要多做運動

我的飲食習慣偏頗到可以說是碳水化合物中毒者。因此為了減少碳水化合物，我努力遵守強化蛋白質的食譜。太太也幫我做了不油膩的健康飲食，幫了我很多忙。但是因為我的食量本來就很大，所以很難一步到位減少進食量，運動期間經常和趙名紀教練一起去越南包飯的自助餐廳盡情大吃。只不過，大吃多少就要多運動多少。即使再累，只要一週維持做兩次以上的運動，身體就不會再度復胖了。

趙名紀教練的診斷

吳知憲的首要課題是提高全身肌肉量，防止溜溜球效應。特別是由於他的骨架本身就很大，所以肌肉的尺寸也因此較大，我判斷應該要好好維持，吳知憲也照著我說的執行。他的腰部特別脆弱，因此在背和腰部運動上花費了很多心思，並按照階段進行運動。

推薦運動

波比跳

棒式

「用身材成就時尚感！」
搞笑藝人鄭承煥成功記

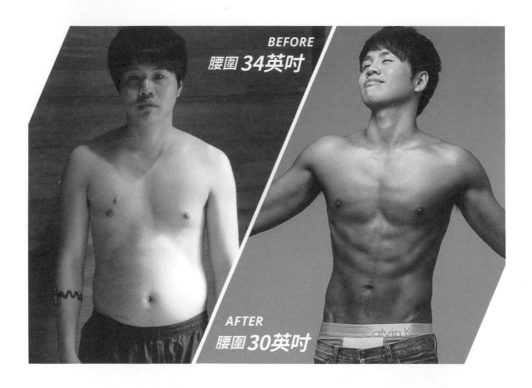

活躍於《搞笑演唱會》「301、302號房」單元中的鄭承煥，雖然只看手臂和腿會以為他很苗條，但是由於不規律的飲食習慣和吃宵夜等，讓肚子都凸了出來。隨著體型的改變，不能穿的衣服越來越多，每當看到自己身體時，都感到非常心灰意冷。鄭承煥表示，參加8週的奇蹟後，以為絕對減不掉的腹部贅肉一下子減下去時，他感到非常神奇，對於能重新穿上之前穿不了的衣服也感到非常欣慰。但遺憾的是，之前肚子凸出來後買的衣服都大到不能穿了。

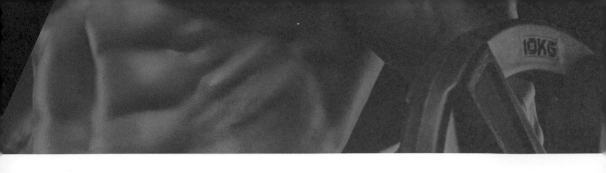

宵夜和酒造成了腹部肥胖

雖然不是從一開始就胖，但是不規律的飲食習慣和把宵夜當成主食般享用，使腹部的贅肉日益增加；再加上也喝了不少酒，因此變成四肢都瘦弱，只有肚子凸出來的典型腹部肥胖者，形成如同ET一樣的體型。

只要喝酒，就要增加有氧運動！

要在頻繁的聚餐場合忍住喝酒是最難的，所以偷偷喝過一次，神奇的是並沒有自己想象中那麼想喝。然後有一天我想說「喝一點應該沒問題吧！」，便安心喝了酒，然後馬上被趙名紀教練發現，狠狠被增加了很多有氧運動，這是一段非常慘痛的記憶！

把期望值定得高一點

開始運動4週左右後，早上起床時感覺身體很輕，肚子確實縮進去了。在一定程度上提高了對自己的期待值，並為了符合期待值而努力，身體也會變得比期待的要好。

趙名紀教練的診斷

鄭承煥的體型是手臂和腿都很細，但只有肚子凸出來的ET體型。所以為了保持整體的平衡，將運動重點放在肩膀和胸肌運動上。

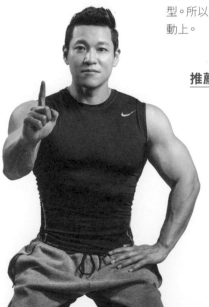

推薦運動

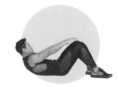

仰臥起坐

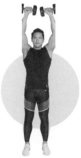

啞鈴立姿肩推

「減肥後再來買衣服！」
搞笑藝人吳仁澤成功記

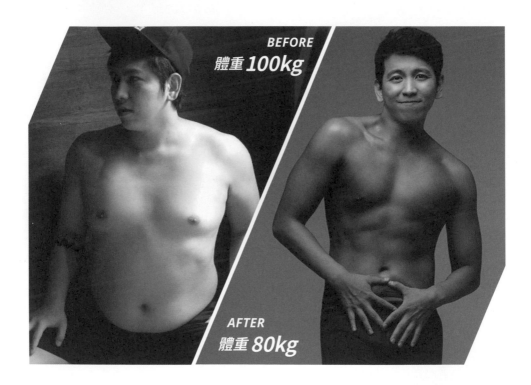

BEFORE
體重 **100kg**

AFTER
體重 **80kg**

在韓綜《尋笑人》中以「熊兒他媽」一角帶來歡笑的吳仁澤，本來不是肥胖體質，但體重突然增加到將近100公斤。據說，每當週圍人笑說他臉長得帥，但身材胖得像豬一樣時，他都會笑著帶過，但實則受到了很大的壓力。雖然對時尚很感興趣，但是因為變胖，覺得每天只能穿運動服的自己很討厭。吳仁澤表示，看到8週的奇蹟第一期學生的變化，便決心要好好運動，並在結束8週的運動後減輕20公斤體重，現在的他正在盡情發揮時尚感中。

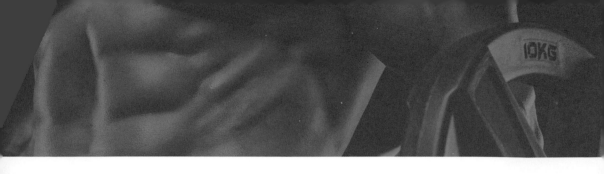

頻繁的酒席和不規律的飲食習慣

因為錄節目的關係，經常在開完會後和同事們一起深夜喝酒，早上睡到很晚才起來醒酒，反覆之下形成飲食生活不正確的惡性循環。另外，由於深夜喝酒和攝取油膩食物的飲食習慣，還被警告要注意脂肪肝和健康危機。

想像一下變好的自己

到第4週為止體重減少了很多，但可能是因為胖了許多，所以還看不到肌肉。不過我一直想像著變帥的身體和變好的自己，一邊做著運動。最後到了第7週左右，身上逐漸出現了肌肉，運動也變得更加有趣，果然還是要看到肌肉才有動力。再一次感受到身體是不會說謊的！

趙名紀教練的診斷

吳仁澤的胸部和手臂狀態不錯，但背部非常弱。所以把重點放在強化背部的運動上。
特別是體力太弱，因此階段性的增加強化心肺與持久力的運動。他本來稍微動一下就喘不過氣來，但是隨著時間逐漸適應訓練強度，也開始展現出運動效果。

推薦運動

槓鈴硬舉

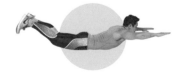

超人式

「不吃宵夜後，獲得帥氣的臉蛋」
搞笑藝人洪順木成功記

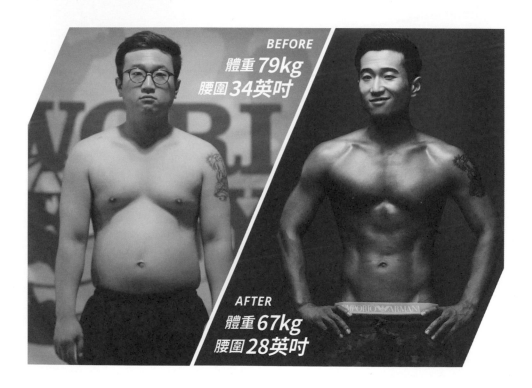

BEFORE
體重**79kg**
腰圍**34英吋**

AFTER
體重**67kg**
腰圍**28英吋**

因為活躍在《搞笑演唱會》「黃海」單元而接到了很多詐騙電話的洪順木，平時因為腹部肥胖和體重過重，對於自己不像藝人的外貌感到苦惱。由於個子不高卻擁有34英吋腰圍的他，好不容易花了大把鈔票買的衣服既不合身，穿起來也不好看，讓他壓力越來越大。雖然在演出的角色上並非以胖作為設定，但因為圓滾滾的身材，讓演出角色定位模糊不清，這點讓他十分的困擾。幸好在參加8週的奇蹟計畫後，他也重新找回藝人該有的身形，現在正每天享受著穿搭服裝的樂趣。洪順木表示，徹底的飲食習慣管理和積極的運動習慣，就是打造出夢幻身材的最佳解方。

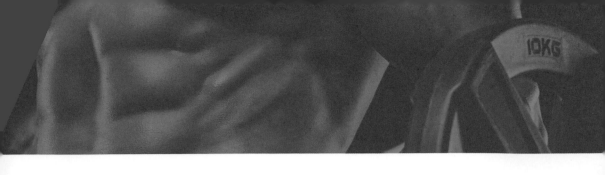

嚴重的腹部肥胖導致健康出現紅色警訊

由於平時喜歡吃宵夜和油膩食物。讓腹部嚴重肥胖到被嘲笑為如同即將臨盆的孕婦。這不但會造成個人心理極大的壓力，還因為腹部脂肪堆積，進而衍伸出健康的紅色訊號，同時也讓他明確感受到不能再這樣下去的危機感。

不斷向他人進行確認

運動第4週後，肚子上的肉縮進去許多，週圍的人也都說我氣色變好。當然，自己也感受到身體正在發生變化，每次向別人確認時，我都會感到欣慰，進而產生想要更加努力運動的動力。如果你也跟我以前一樣，當有壓力出現就會想要喝一杯的念頭，這時不妨將運動作為紓解壓力的方法，只要拋開一切雜念專心運動就好。

趙名紀教練的診斷

洪順木是腹部突出的體型，特別是側腰部分比較突出，為了解決這一問題，我會將重點放在強化腰部和側腹的運動上。一開始先不要過於勉強，從簡單的運動開始讓他感受到運動的樂趣，再逐漸增加訓練強度。

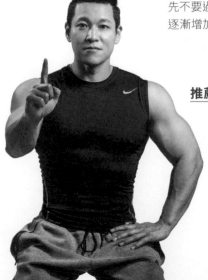

推薦運動

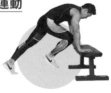

登山式

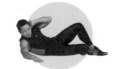

側捲腹

「我這輩子最棒的夢幻身材！」
搞笑藝人李尚勳成功記

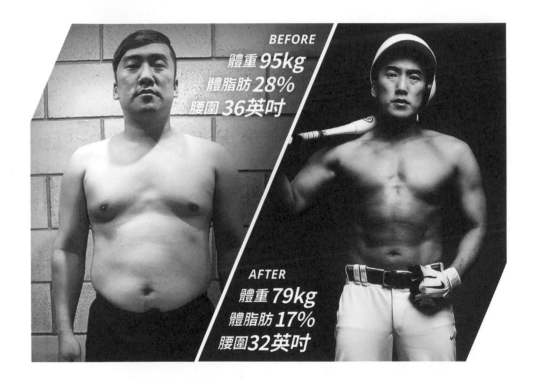

BEFORE
體重 **95kg**
體脂肪 **28%**
腰圍 **36英吋**

AFTER
體重 **79kg**
體脂肪 **17%**
腰圍 **32英吋**

在《搞笑演唱會》「嗚嗚噁噁」、「後宮傳」等單元中活躍的李尚勳，由於錯誤的生活與飲食習慣，讓體重快速成長至95公斤。由於他在成為搞笑藝人前是一位物理治療師，所以比別人更瞭解自己的身體，在產生心血管疾病等健康危機感後便開始運動。結束8週的奇蹟計畫後，他恢復原有的健康身體，也自我感嘆「活到現在身體從來沒有這麼好過！」正確的排除健康障礙讓體態重生，對李尚勳來說，絕對是一件最值得高興的事。

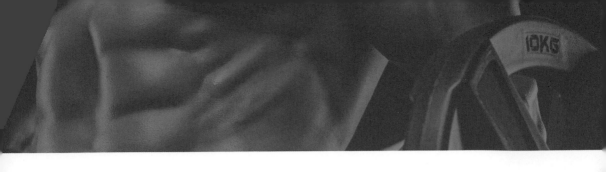

急劇增加的體重和嚴重的內臟脂肪

由於不規律的飲食習慣、飲酒和吃零食等原因，讓他的體重急劇增加。特別是內臟脂肪達到了嚴重超標的程度，因此減少內臟脂肪是當務之急。比起減肥，他更需專注於用運動恢復健康的身體。

利用照片記錄身形變化

趙名紀教練經常利用拍照來確認每個人身體變化的過程，一開始我感覺不到有任何的幫助，但隨著體脂肪的減少，身形線條也慢慢的浮現出來，同時也讓臉龐變得更加帥氣，進而增加了我想更努力的慾望和動力。建議正準備開始運動的你們，可以利用拍照的方式記錄身形變化的狀態，相信這樣的方式對你會有很大的幫助。

趙名紀教練的診斷

為了能更有效率減少內臟脂肪，特別指示李尚勳進行對於訓練核心肌肉有很大幫助的棒式動作，甚至還要求他在家裡也要進行這個動作的訓練！

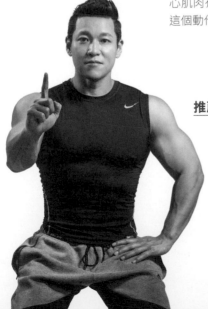

推薦運動

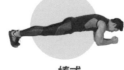

棒式

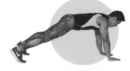

毛毛蟲式

幫助減脂增肌的 8週食譜

好看的身材？NO！健康的身體優先！

在開始運動的動機中，經常有許多人把好看的身材作為最主要目標，事實上，要想擁有好看的身體，首先要成為健康的身體。餓肚子、整天只吃雞胸肉或拼命運動，這些都不是增肌減脂的最佳作法。另外，如果因為要管理體重而選擇幾乎不吃的方式，除了會增加心理壓力外，對身體也不好。

增肌減脂食譜

為了能更健康的瘦身，最好選擇對減重有幫助的食物。以碳水化合物來說，要吃雜糧飯和糙米飯代替白米飯；比起一次吃很多，更建議每天吃5小餐以上，盡量保持能隨時攝取以不空腹為主。不管你每個小餐攝取什麼食物，重點就是要節制的攝取，不能以吃到撐為目標。另外，飲食營養素的基本比例為「碳水化合物：蛋白質：脂肪＝3：6：1」，同時每天需喝水3公升以上，也不要忘記吃水果。

以下是提供給參加者的標準食譜，趙名紀教練會再根據每個人的情況調整食譜。

時間	食譜
早餐	蘋果1個、綜合維他命（一天中隨時都可以攝取）
點心	地瓜1個（100g），美式咖啡，小番茄10顆
午餐	雞胸肉一塊（100g）或青花魚一條，糙米飯（一般餐點：低脂低鹽）
點心	水煮蛋2～3個（只吃1～2個蛋黃），杏仁10粒以下
晚餐	糙米飯、小菜（豆腐、大豆、花椰菜、青背魚、牛前腿肉等） 不要喝太濃太鹹的鍋類，而是要喝湯（海帶湯、明太魚乾湯、豆芽菜湯等）
點心	雞胸肉一塊（100g）或水煮蛋2個，小番茄10～20個
運動前30分鐘	美式咖啡
運動後	葡萄汁

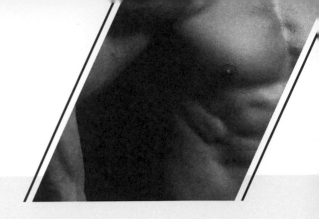

營養	食物種類及攝取量	食用方法
碳水化合物	·香蕉1根 　2/3碗糙米飯 ·馬鈴薯1個／地瓜1個 ·黑麥吐司、黑麥麵包 (不含奶油、白糖的產品) 1塊 ·年糕 (切片年糕等不含糖的產品) 4塊	每天只選擇兩種,早餐、中餐各吃一種
蛋白質	·雞蛋2顆 ·雞胸肉一塊 (100g) ／鮪魚罐頭、鮭魚罐頭100g (去除油份後食用) ·板豆腐 (不可食用調味醬汁) ·汆燙過的魷魚一條 ·生鮭魚、烤鮭魚、無鹽魚類等100g (只能攝取未用鹽醃製的產品) ·牛里肌肉100g ·豬肉無油的部分 (只能攝取煮熟的肉)	每天只選擇三種,早餐、午餐時和碳水化合物 一起攝取 (但是晚上只攝取蛋白質!)
點心	·杏仁等堅果類8顆 ·梨子、西瓜、葡萄柚、奇異果、小番茄等含糖量低的水果100g (請不要吃果乾、地瓜乾等含糖食品) ·美式咖啡 (不添加糖) ·優格 (低脂優格實際上單糖的含量高,所以可選擇一般優格,加入水果、堅果類等食用) ·蔬菜切成小塊生吃,每天100g,隨時食用	每天只選擇兩種,在早餐和午餐之間吃一次,午餐和晚餐之間攝取一次 (如果太晚睡,或是當天行程太緊湊時,晚上睡覺前可以多追加攝取一種!)

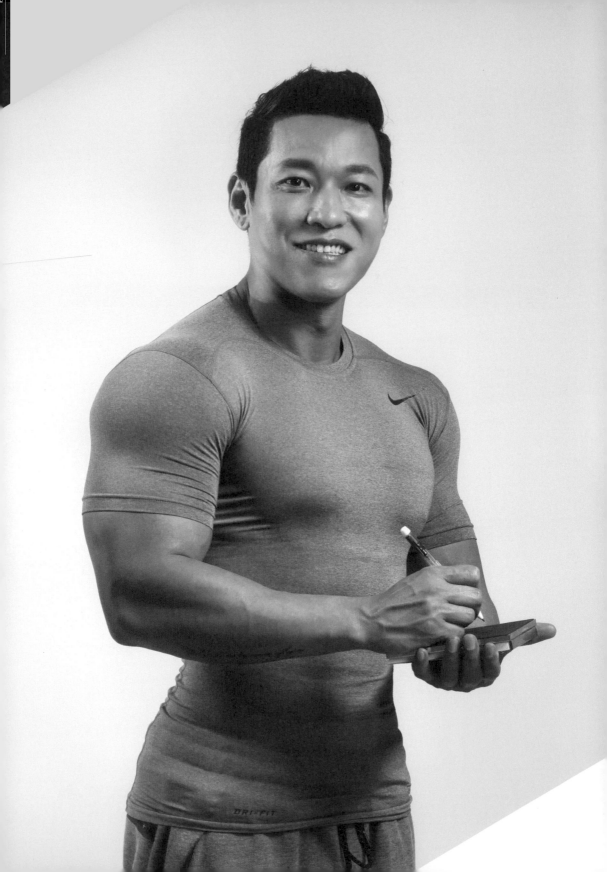

讓運動效果最大化的
飲食便利貼 ————————————————

1 喝溫水
冰水會降低體溫，妨礙脂肪燃燒，建議以溫熱飲為宜。

2 吃每頓飯時與水分含量高的蔬菜一起食用
蔬菜作為膳食纖維，具有很強的飽腹感，有助於控制食量。特別是如果食物中含有大量的水分，就可增加飽足感，做為減少飯量後再攝取的食物量，也能透過水煮或燉煮的烹飪方法提高蔬菜內的水分含量較佳。

3 絕對禁止吃中式料理、喝酒！
中菜油膩且含糖量高，是減肥中應避免的食物。酒更是理所當然不能喝！由於酒的卡路里較高，也有很強的增進食慾效果，與平時相比，喝酒時配著一起吃的食物攝取量也會增加。

4 不吃白飯，吃糙米飯
由於糙米飯的碳水化合物升糖指數較低，容易減少體脂肪堆積，較有助於減脂。

5 每天要多喝水（2～3公升以上）／禁止喝碳酸飲料
每天攝取2～3公升以上，採用隨時少量飲用的方法會比較好，可喝茶或以各種方式攝取水份。只有去除體內的老廢代謝物，才能進行有效的瘦身，為了運輸和排出老廢代謝物，就必須攝取水份。同時，還有減少體脂肪的效果，所以只要堅持喝水就有瘦身效果。

6 一定要攝取維他命、Omega-3等營養劑
如果過度專注於減輕體重可能會有損健康。因此均衡的營養攝取非常重要，特別是攝取體內無法合成的維他命等營養劑，將會特別有幫助。

7 在餐與餐之間要記得吃零食，不要出現空腹狀態
過度空腹容易造成暴飲暴食。因此在兩餐中間可吃一點零食比較好，吃水煮蛋、10顆杏仁等能量密度低的食物，就能減少空腹感，降低過多熱量攝取。

8 禁止攝取白飯、麵條、麵包等碳水化合物食品
含有大量碳水化合物的麵包、餅乾、麵與白飯等，皆會促進體脂肪的合成與堆積，盡量不攝取不單是為了瘦身外，也為了讓身體能更加健康。

8週奇蹟成功法則

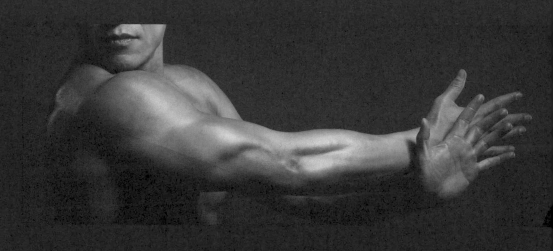

誰都無法阻擋的強烈心態

要想成功創造8週奇蹟，第一個必備要素就是「心態」。8週奇蹟的目的在於在這段期間透過適合自己身體狀態的運動，創造出最佳狀態，並使其持續。就像許多減重節目和運動一樣，剛開始的時候總是充滿熱情，但是隨著時間流逝，很容易變得意志薄弱。因此，最重要就是本身的心態。為此，趙名紀教練制定了運動合約，讓參與8週奇蹟計畫的參加者簽名。為了堅定自己的意志，也建議讀者們試著與自己簽下合約。

每天30分鐘，堅持持續8週

為期8週的奇蹟將透過日常準備運動和部位運動來實施。日常運動的目的在於每天進行運動，使身體變成運動型，並儘量減少運動所需的時間。即使沒能去健身房，或因為行程太忙而漏掉運動，也要堅持在家做8週能輕鬆上手的運動，並養成習慣。

設定正確的目標

如果設定自己無法實現的目標，對運動的否定觀點就會變強，很難持續實施運動。在8週的時間裡，正確判斷自己的身體狀態會達到什麼程度，施以符合自己體力的運動方法比什麼都重要。

為期8週的奇蹟宣言

我 (_____)承諾從今天開始一定會遵守
以下內容。

1.　　　如果兩天以上沒有運動，就視為中途放棄。

2.　　　在8週的時間裡，為遵守趙名紀教練教導的
　　　　運動方法和食譜而努力。

3.　　　8週後也要堅持運動、飲食管理，防止現狀
　　　　反彈。

4.　　　隨時拍攝運動照片，觀察身材的變化。

5.　　　即使疲累也不會罵人或者放棄。

6.　　　如果違反食譜，一定會進行有氧運動。

　　　起始日期：
　　　當前體重／腰圍：
　　　目標體重／腰圍：

姓名：　　　　　　　　　　　　　　　(簽名)

診斷自己的身體狀態

把目標數值化

為了成功完成為期8週的奇蹟計畫，必須從正確認識自己的身體開始。只有瞭解自己現在的身體狀況，才能正確的找出問題所在，並找到相應的解決方法。

雖然報名健身房也是首要之務，但是為了創造8週的奇蹟，最先要做的是進行身體組成評估InBody。根據身體組成評估的結果，你有可能會嘆氣絕望，也有可能會鬆一口氣，但你沒有必要絕望。因為就是為了從現在這個結果開始變化，所以對於今後數值變化的希望，將會成為你的原動力。

計算身體質量指數（BMI）

認識自己的第一步，就從計算身體質量指數開始。這是評估肥胖最普遍的方法，將體重除以身高的平方，稱為身體質量指數。 相對來說能反映出健康狀態危險與否，是最常使用的判定方法。

首先你要準確測量體重和身高。在禁食八小時後排尿完再量體重最準確，因此最好在早晨測量。身高則須在頭部、背部和臀部貼壁並深呼吸的狀態下測量。體重和身高要測量到小數點下一位。計算身體質量指數的公式如下：

$$身體質量指數 = \frac{體重\,(kg)}{身高\,(m) \times 身高\,(m)}$$

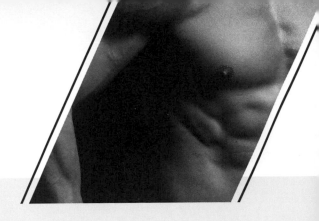

18.5 以下	過輕
18.5～22.9	正常
23～24.9	過重
25～30	輕度肥胖
30～35	中度肥胖
35 以上	重度肥胖

舉例來說，若體重為75kg，身高為170cm，計算時以75除以1.7的平方即可。計算出數值後請看左方表格，診斷自己目前的狀態。

如果身體質量指數超過25，與肥胖相關的各種疾病就會增加2倍左右，隨之而來的死亡率也會增加。生活在現代的我們，由於運動不足及熱量高但營養不足的飲食變化之下，導致我們生活在肥胖的危險之中。特別是許多人當知道某個食材對身體好，就會只吃這些食材，反而會導致某些營養素過多或過少的問題。

因此，為了能擁有健康，最重要的是提供能均衡攝取營養素的食譜、堅持不懈的運動，以及適當的壓力管理和休息。

*無法以身體質量指數診斷為肥胖者

健美運動員或運動選手等肌肉量相對較多的人、成長期兒童或老人、孕婦、哺乳中的女性、無法準確測量身高的脊椎疾病患者或以腰圍來評估腹部肥胖等情況的人，很難用身體質量指數準確診斷肥胖與否。

測量腰圍

請參考以下方法測量一下腰圍。男性若在90cm以上，女性85cm以上就是肥胖。

·雙腳張開30cm左右，在舒服呼氣的狀態下測量

·測量骨盆最高處和肋骨最低處中間的腰部位置

·在不按壓皮膚的狀態下，以捲尺測量到0.1cm（小數點下一位數）

·若腹部脂肪堆疊時，請站好站直以撐起皮下脂肪進行測量

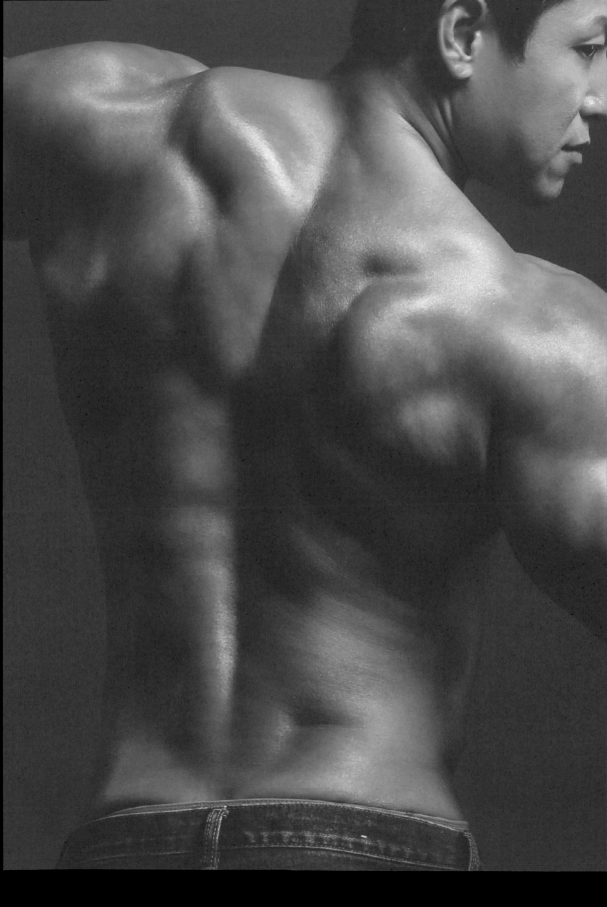

2

熱身動作

WARMING UP

肩部旋轉

熱身運動順序	運動次數
水平握啞鈴+ 垂直握啞鈴+上舉	每個動作　做2~3組 20次

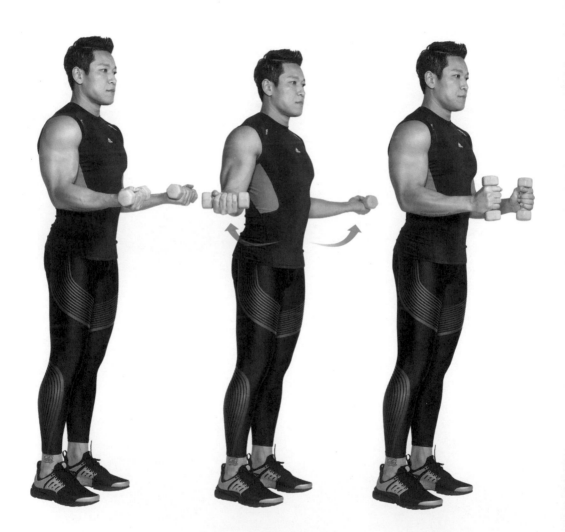

1 掌心朝上握住啞鈴（反手握），手肘彎曲成直角。

2 腋下貼緊，雙臂向兩邊張開。此時手臂外側的肌肉會感到緊繃。

3 豎直啞鈴握好，手肘彎曲成直角。

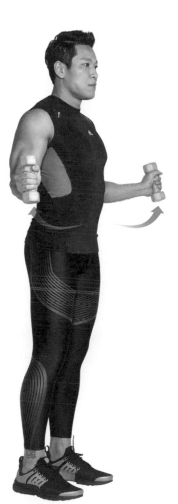
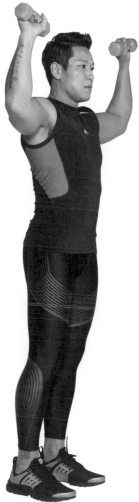
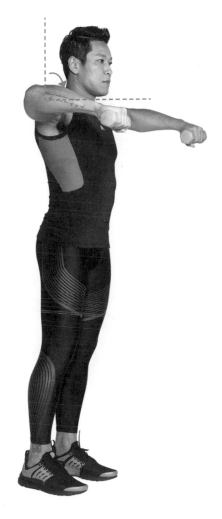

4 腋下貼緊，雙臂向兩邊
張開。此時手臂外側的
肌肉會感到緊繃。

5 握著啞鈴的雙手向
上舉，手肘彎曲成
直角。

6 雙臂往下放至肩膀
高度。自然且連續地
實行動作1至6。

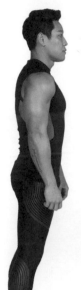

1 站在長凳前雙腳微張至與肩同寬。

2 彎腰，雙手支撐在長凳上，膝蓋微彎。

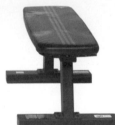

POINT 彎曲膝蓋，做好跳躍準備姿勢。

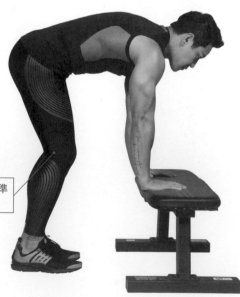

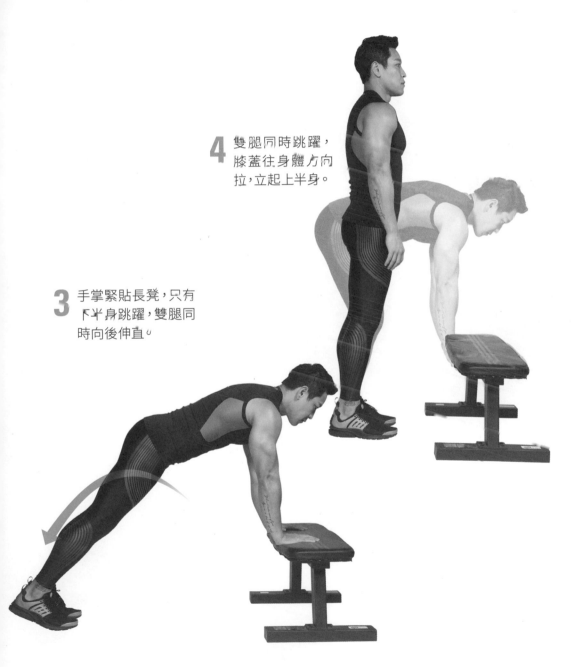

4 雙腿同時跳躍，膝蓋往身體方向拉，立起上半身。

3 手掌緊貼長凳，只有下半身跳躍，雙腿同時向後伸直。

波比跳
第二階段

BURPEE TEST

熱身運動順序	運動次數	
長凳波比跳+ 原地跳躍	一組 15次	做3組

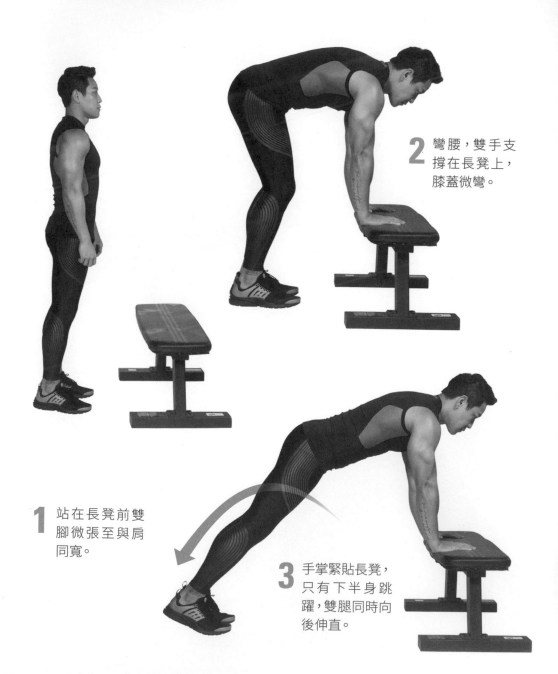

2 彎腰，雙手支撐在長凳上，膝蓋微彎。

1 站在長凳前雙腳微張至與肩同寬。

3 手掌緊貼長凳，只有下半身跳躍，雙腿同時向後伸直。

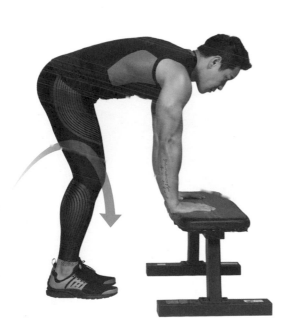

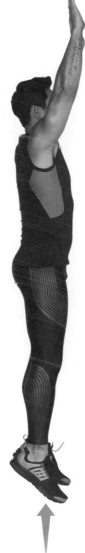

5 兩手舉過頭頂，原地跳躍。不用跳太高，用讓雙腳離地的感覺來跳。

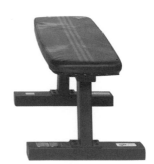

4 雙腳同時跳躍，膝蓋往身體方向拉。

熱身運動順序	運動次數	
長凳波比跳＋ 向內側踢	一組 15次	做3組

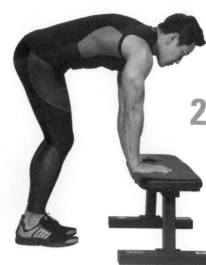

2 彎腰，雙手支撐在長凳上，膝蓋微彎。

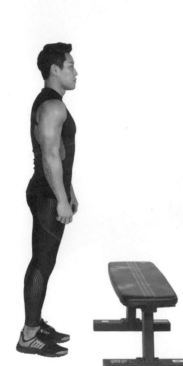

1 站在長凳前雙腳微張至與肩同寬。

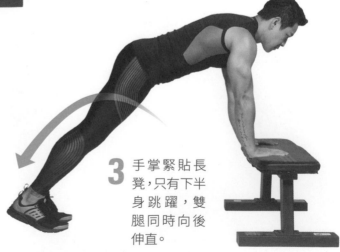

3 手掌緊貼長凳，只有下半身跳躍，雙腿同時向後伸直。

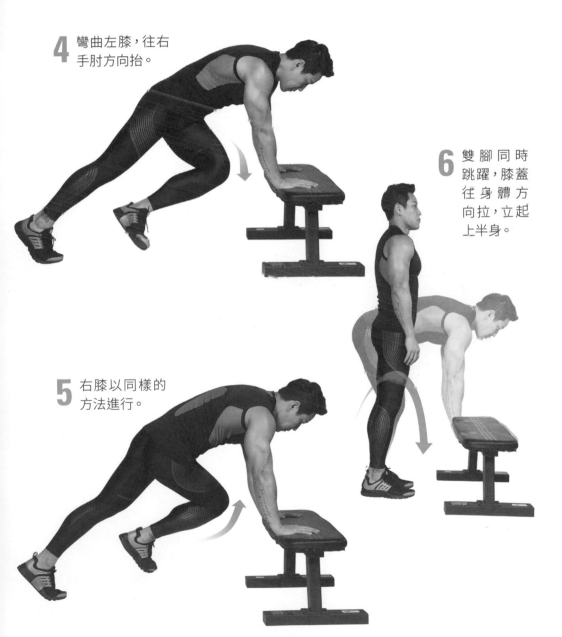

4 彎曲左膝，往右
手肘方向抬。

6 雙腳同時
跳躍，膝蓋
往身體方
向拉，立起
上半身。

5 右膝以同樣的
方法進行。

熱身運動順序	運動次數	
長凳波比跳＋ 向外側踢	每組 15次	做3組

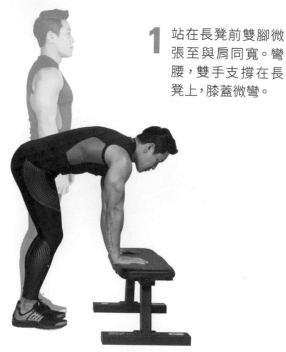

1 站在長凳前雙腳微張至與肩同寬。彎腰，雙手支撐在長凳上，膝蓋微彎。

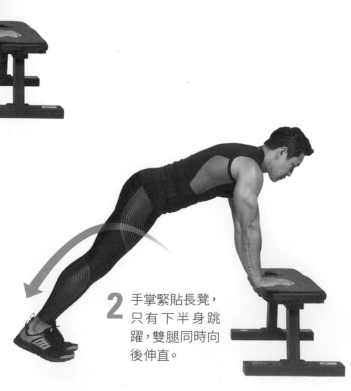

2 手掌緊貼長凳，只有下半身跳躍，雙腿同時向後伸直。

運動效果
❶ 使上半身、下半身均衡發達,達到平衡。
❷ 增加向外側膝擊的動作,強化側腰肌肉。

運動部位
全身

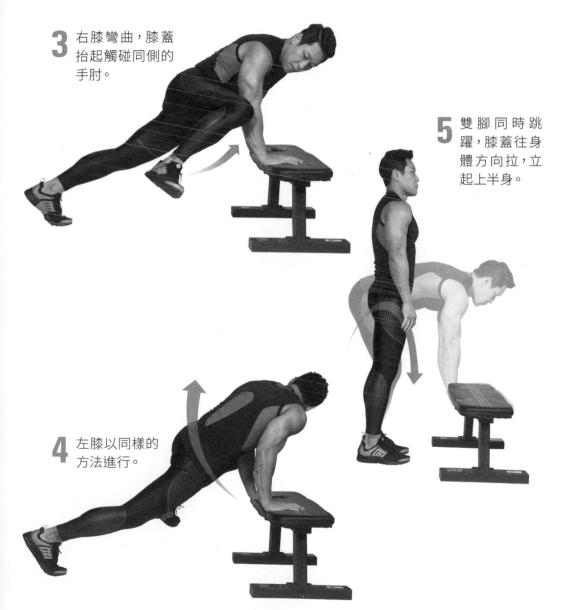

3 右膝彎曲,膝蓋抬起觸碰同側的手肘。

5 雙腳同時跳躍,膝蓋往身體方向拉,立起上半身。

4 左膝以同樣的方法進行。

熱身運動順序		運動次數	
長凳波比跳＋ 向外側踢＋深蹲		每組 15次	做3組

1 進行64頁的波比跳
1、2動作。

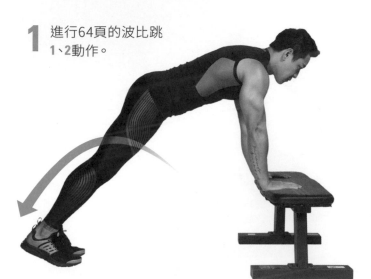

2 右膝彎曲，膝蓋觸
碰同側手肘。
左膝以同樣的方法
進行。

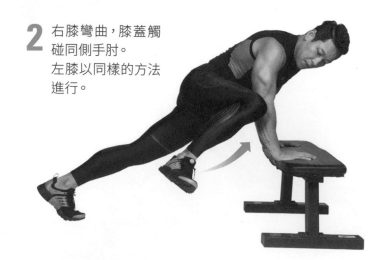

3 雙腳同時跳躍，膝蓋往身體
方向拉，立起上半身。

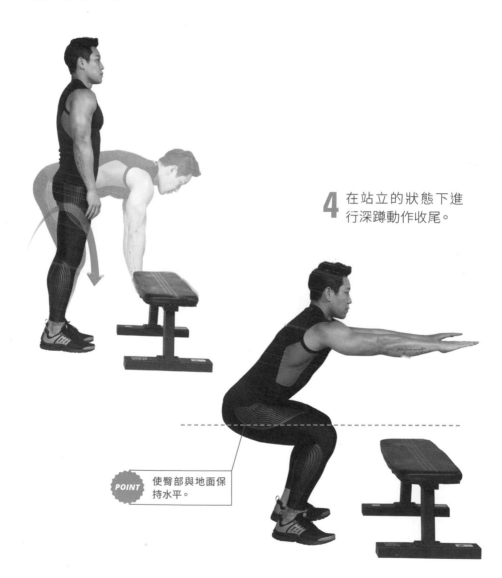

4 在站立的狀態下進
行深蹲動作收尾。

POINT 使臀部與地面保
持水平。

熱身運動順序	運動次數	
階梯踏板波比跳＋ 向外側踢＋深蹲	每組 15次	做3組

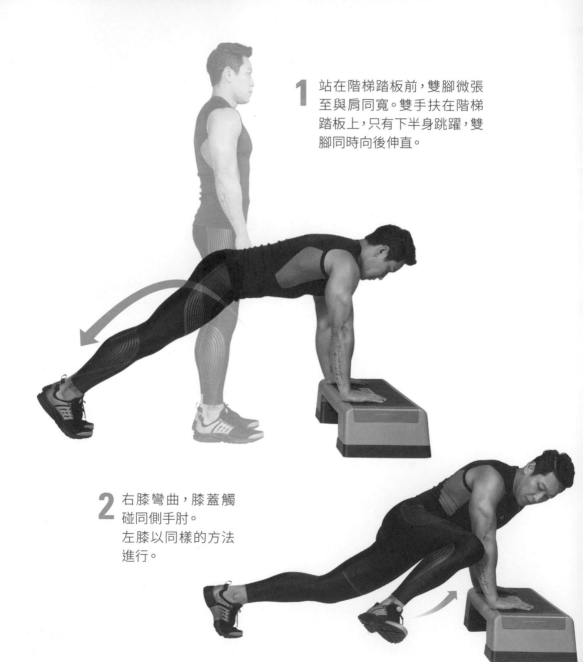

1 站在階梯踏板前,雙腳微張至與肩同寬。雙手扶在階梯踏板上,只有下半身跳躍,雙腳同時向後伸直。

2 右膝彎曲,膝蓋觸碰同側手肘。左膝以同樣的方法進行。

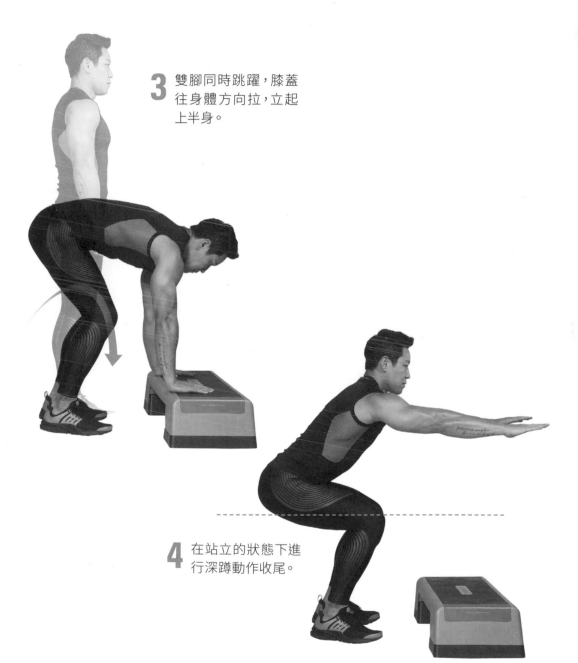

3 雙腳同時跳躍，膝蓋往身體方向拉，立起上半身。

4 在站立的狀態下進行深蹲動作收尾。

熱身運動順序	運動次數	
撐地波比跳＋ 向外側踢＋深蹲	一組 15次	3組

1 立姿，雙腿微張至與肩同寬。雙手撐地的同時雙腳向後跳躍並伸直。

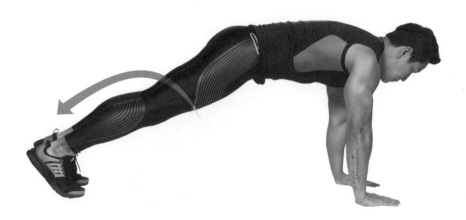

2 右膝彎曲，膝蓋觸碰同側手肘。左膝以同樣的方法進行。

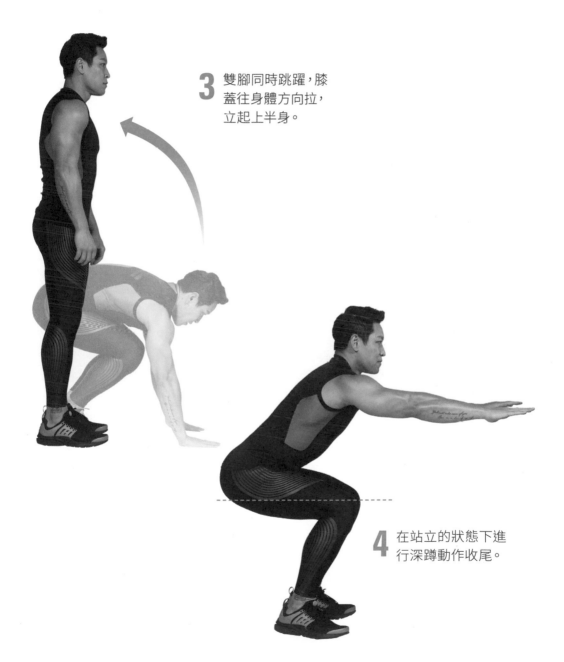

3 雙腳同時跳躍，膝蓋往身體方向拉，立起上半身。

4 在站立的狀態下進行深蹲動作收尾。

棒式
一階段
PLANK

熱身運動順序	運動次數		運動部位
在長凳上 做肘撐棒式	一組 20秒~1分鐘	做3組	核心

運動效果
❶ 有助於強化核心肌肉。
❷ 比撐地的動作更簡單,適合初學者。

TIP

每週的維持時間設定為不同長度。

第1週 20秒
第2週 30秒
第3週 40秒
第4週 1分鐘

POINT 把肩膀位置向前推至手肘前。

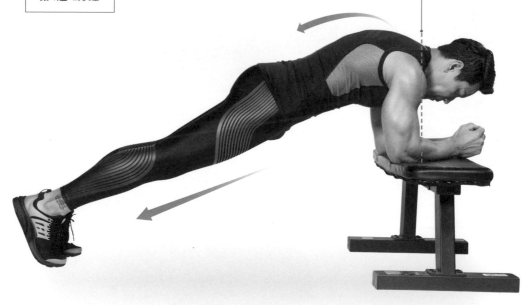

1 雙手手肘抵在長凳上,雙腿向後伸直。

2 就像把肚臍往身體裡縮一樣微微捲起腰部,維持腹肌緊繃。

棒式
第二階段
PLANK

熱身運動順序	運動次數		運動部位
在階梯踏板上做肘撐棒式	一組 1分鐘	做3組	核心

運動效果

❶ 對腹肌有更強的刺激作用。

❷ 這個動作雖然單純,但卻會消耗許多能量。

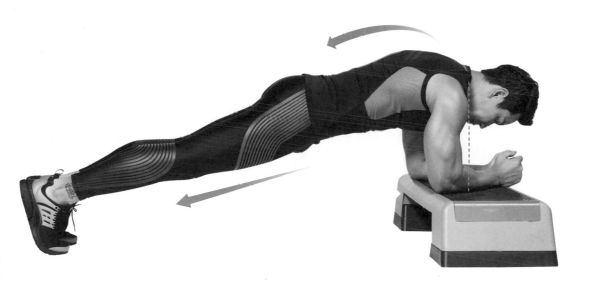

1 雙手手肘抵在階梯踏板上,雙腿向後伸直。

2 就像把肚臍往身體裡縮一樣微微捲起腰部,維持腹肌緊繃。

熱身運動順序	運動次數		運動部位
在地板上做 肘撐棒式	一組 1分鐘	做3組	核心

運動效果
❶ 對腹肌有更強的刺激作用。
❷ 是培養耐力的運動。

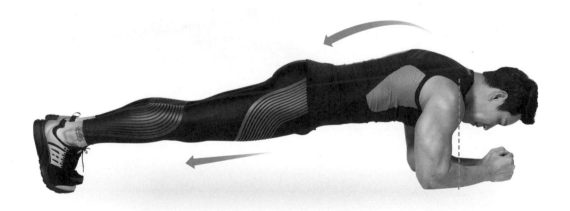

1 雙手手肘抵在地板上，
雙腿向後伸直。

2 就像把肚臍往身體裡
縮一樣微微捲起腰部，
維持腹肌緊繃。

棒式
第四階段
PLANK

熱身運動順序	運動次數		運動部位
在地板上做肘撐棒式＋旋轉骨盆	一組1分鐘	做3組	核心

運動效果
❶ 增強腹部和腰部力量。
❷ 有效地強化側腰肌肉。

1 從74頁的平板支撐動作中，將骨盆向右旋轉。

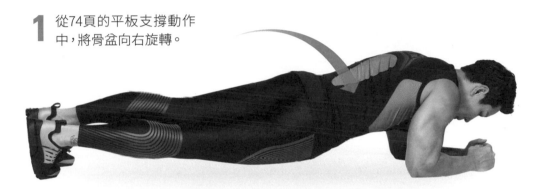

2 做反方向動作。

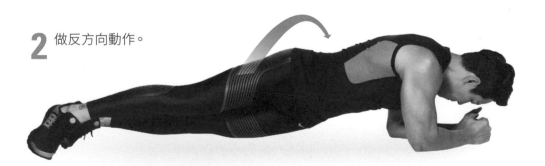

伏地挺身
第一階段
PUSH-UP

1 面朝下趴地，彎曲手肘，
手掌放在胸部兩側。

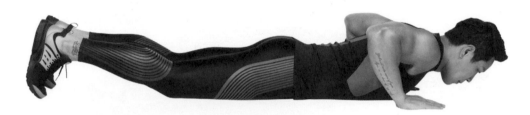

2 用雙臂支撐抬起上半身。

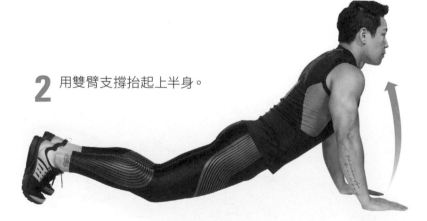

3 手腕、腳踝用力，將
骨盆和大腿往上提。

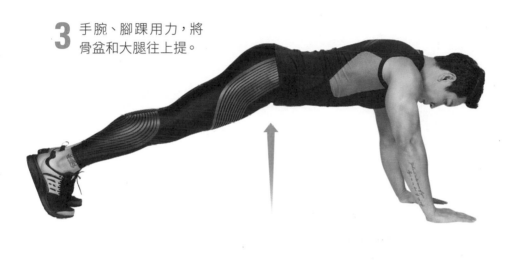

4 按照大腿、骨盆、肚
子、胸部的順序慢
慢往下。

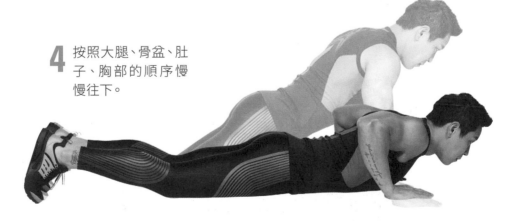

熱身運動順序	運動次數		運動部位
膝蓋著地式 伏地挺身	一組 15下	做3組	肩膀 胸

運動效果
❶ 可以將較弱的肩膀、胸部訓練的大而結實。
❷ 難度比一般伏地挺身低，初學者也可以輕鬆做出。

1 雙手撐地，雙手間距比肩部略寬一掌（手掌張開由大拇指到小指的距離）。
膝蓋著地，兩腳腳踝交叉。

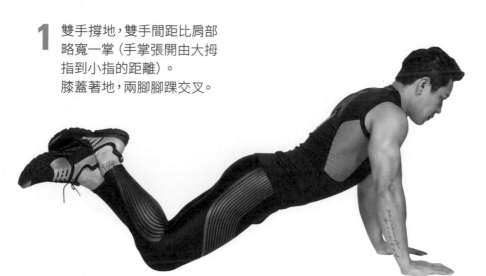

2 彎曲手肘，讓胸口慢慢向下降至地面，再重新向上抬起。

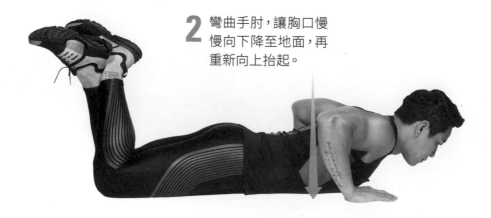

伏地挺身
第三階段
PUSH-UP

熱身運動順序	運動次數		運動部位
伏地挺身	一組 10~15下	做4組	肩膀 胸

運動效果
1. 使肩膀、胸部、背部的肌肉變得明顯。
2. 增強上半身肌肉力量。

1 雙手撐地，雙手間距比肩
部略寬一掌（手掌張開由大
拇指到小指的距離）。
打直膝蓋，雙腳往後伸直。

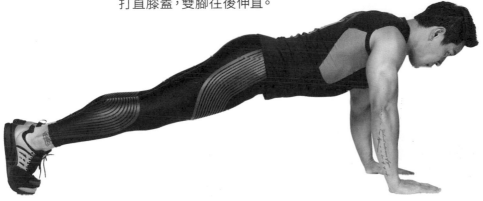

2 彎曲手肘，讓胸口慢
慢向下降至地面，再
重新向上抬起。

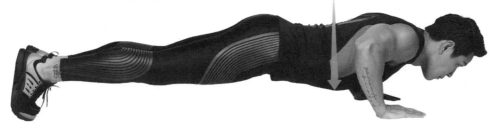

熱身運動順序	運動次數		運動部位
屈膝＋捲腹	一組 15下	做3組	腹肌

運動效果

❶ 可以消除腹部贅肉和側腰贅肉。

❷ 訓練腹部肌群，使核心更穩定。

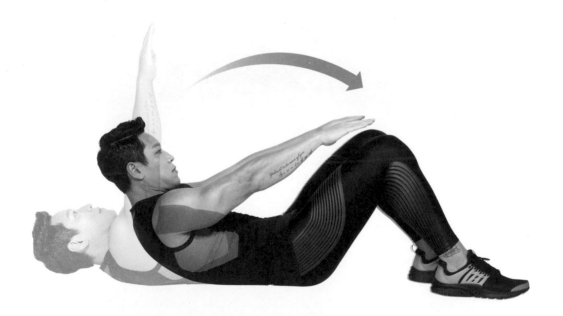

1 平躺於地，膝蓋彎曲，雙手往天空方向伸直。

2 想像將手放到膝蓋上的感覺，抬起上半身，此時腹肌用力。保持靜止狀態1~2秒，再次回到初始姿勢。

熱身運動順序	運動次數		運動部位
手、腳向上伸直＋捲腹	一組 15~20秒	做3組	腹肌

運動效果

❶ 抬腿的動作可增加腹部肌肉的緊張感。

❷ 是有效除去腹部脂肪的運動。

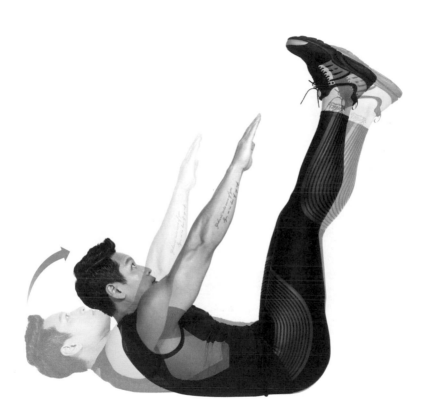

1 躺在地上，手和腳都往天空方向伸直。

2 想像手要碰到腳趾末端的感覺，抬起上半身。此時會感到腹肌收緊，動作維持1~2秒。

熱身運動順序	運動次數		運動部位
彎曲手肘、膝蓋＋捲腹	一組 15下	做3組	腹肌

運動效果
❶ 以更強的力量收縮腹部。
❷ 打造有彈性的腹肌。

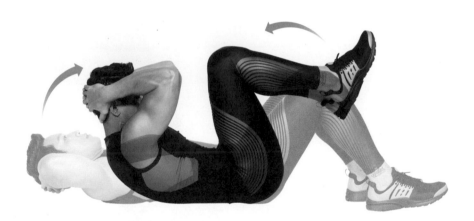

1 平躺屈膝，將雙手放在後腦勺。

2 腹肌用力的同時慢慢抬起頭和雙腳，抬到幾乎要互相碰到的程度，動作維持1~2秒。

熱身運動順序	運動次數		運動部位
手、腳伸直＋ 捲腹	一組 15下	做3組	腹肌

運動效果
❶ 以更強的力量收縮腹部。
❷ 打造出更清晰的恥骨線條。

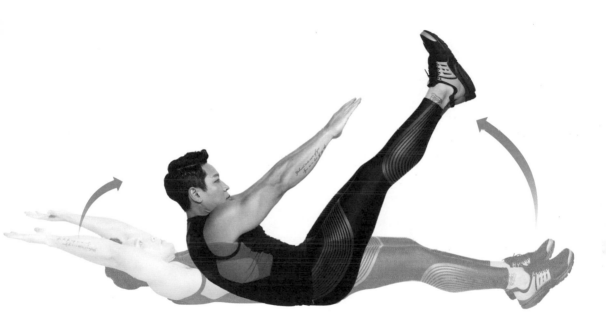

1 平躺於地，雙手雙腳
伸直。

2 腹肌用力，手和腿同時向上
抬起。此時想像手指尖和腳
指尖互相碰到的感覺，強力
向身體內側收攏。

熱身運動順序	運動次數		運動部位
在地板上 做側捲腹	一組 15下	做3組	腹肌

運動效果

❶ 可更完美的去除腰側贅肉。

❷ 訓練腹內外斜肌,讓腹肌線條變得更加明顯。

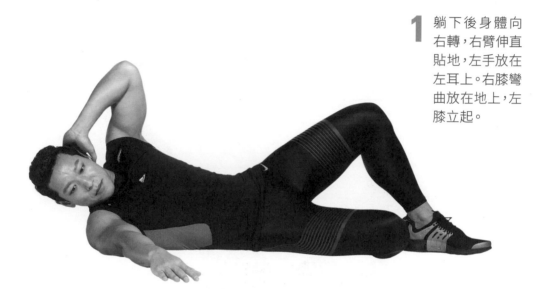

1 躺下後身體向右轉,右臂伸直貼地,左手放在左耳上。右膝彎曲放在地上,左膝立起。

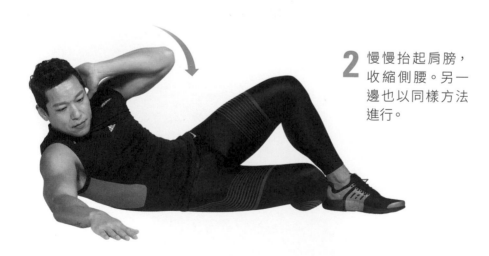

2 慢慢抬起肩膀,收縮側腰。另一邊也以同樣方法進行。

反向捲腹

LEG RAISE

熱身運動順序	運動次數		運動部位
在地板上抬腿 做捲腹	一組 15下	做3組	腹肌

運動效果
❶ 有效去除小腹脂肪。
❷ 可同時訓練腹部的核心肌群。

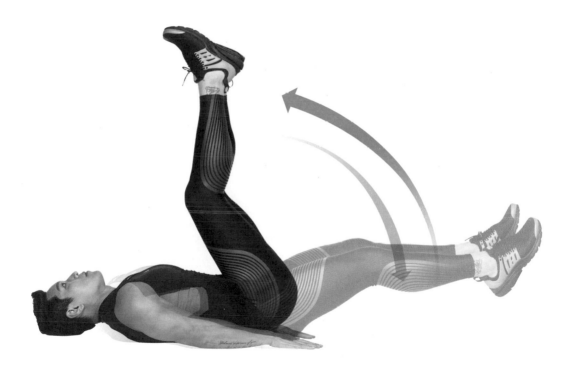

1 雙手放在臀部兩側，微微抬起雙腿離地。

2 以腹肌的力量使勁抬起腿部，再慢慢放下。操作時臀部也要稍微離地。

剪刀式踢腿

SCISSORS KICK

熱身運動順序	運動次數		運動部位
在地板上 做剪刀式踢腿	一組 20次	做3組	腹肌

運動效果

❶ 去除腹部正面、側面和腰側的贅肉。

❷ 還可訓練到大腿內側肌肉。

1 右膝蓋屈膝，左膝蓋打直，此時腹肌用力，頭部和左腳稍微抬離地面。

> **POINT** 雙腳小腿與地面保持水平

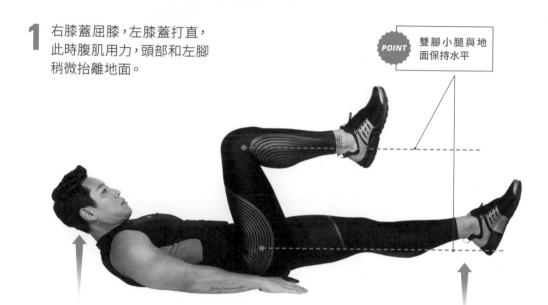

2 伸展右腿，同時彎曲左膝。這時腳跟不要落地，保持腹肌的緊張。右側、左側輪流進行交叉動作。

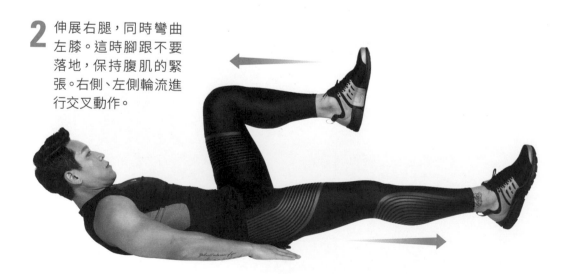

熱身運動順序	運動次數		運動部位
拿著啞鈴 做側彎	一組 20次	做3組	腹肌

運動效果

❶ 對訓練脊椎豎脊肌有直接成效。

❷ 能完美去除腰部兩側贅肉。

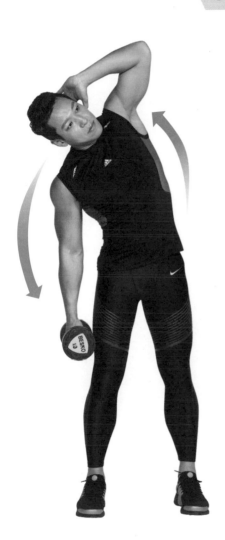

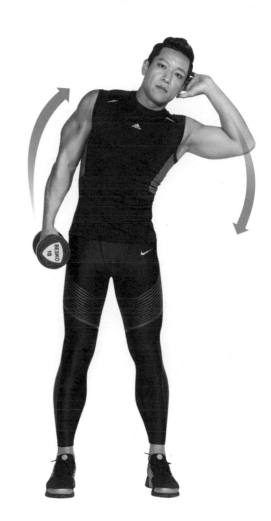

1 雙腳張開至與肩同寬。右手
拿啞鈴，左手放在頭後面，
上半身向右傾斜。

2 以拉起啞鈴的感覺提起上身。
這時左腰側會強烈收縮。
另一邊也用同樣的方法進行。

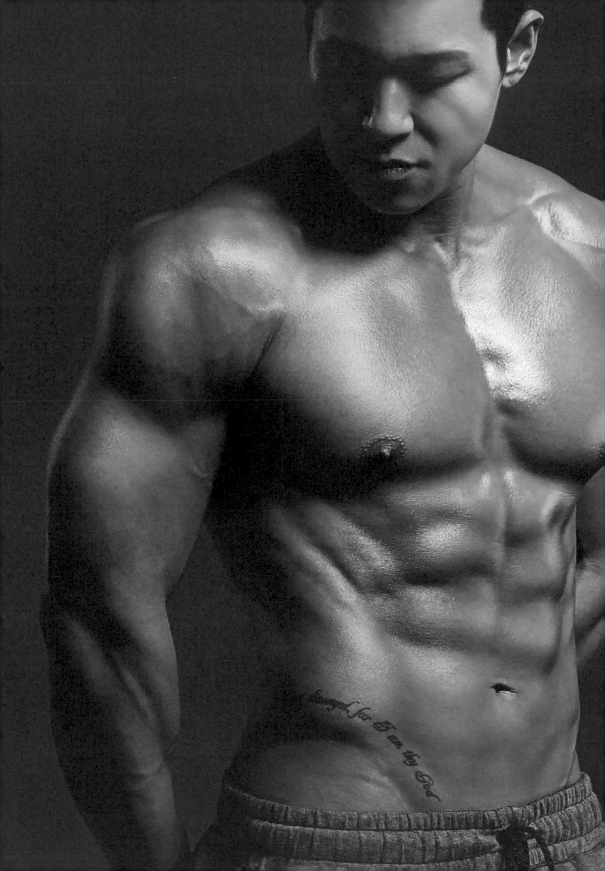

3

8週奇蹟的
每日運動

MAIN
EXERCISE

1st WEEK 第1週運動

運動目標

第1週最重要的是培養基礎體力,喚醒之前沉睡的運動本能和肌肉是當務之急!

注意事項

第1週大部分都是可以輕鬆消化的運動,但如果感到疼痛請不要勉強,要適度放鬆僵硬的肌肉。
運動前請一定要做好暖身準備。

運動重點

調整好狀態,不要讓身體太過勉強。不要過度用力或增加次數。

運動計畫

星期	部位	項目	重量	1組次數	組數
星期一	胸	槓鈴臥推	20kg	20次	4
		彈力帶立姿胸推	彈力帶	20次	4
	二頭肌	啞鈴二頭彎舉	3kg	20次	3
		彈力帶二頭彎舉	彈力帶	20次	3
星期二	背	啞鈴硬舉	5kg	15次	4
		超人式	徒手運動	20次	3
	三頭肌	彈力帶下壓	彈力帶	20次	3
		啞鈴三頭屈伸	2kg	20次	4
星期三	肩	啞鈴坐姿肩推	5kg	15次	4
		啞鈴坐姿側平舉	2kg	20次	3
	下半身	深蹲	徒手運動	20次	4
		原地弓步蹲	徒手運動	20次	4
星期四	胸	啞鈴臥推	5kg	15次	4
		上斜伏地挺身	徒手運動	15次	4
星期五	背	啞鈴俯身划船	5kg	20次	4
		啞鈴單手划船	5kg	15次	4

注意事項

❶ 請記住，這是沒有基礎體力的男子必做的準備運動。

❷ 每天實施不間斷。

❶ **波比跳**
BURPEE TEST (BENCH)

每組15次 做3組

參考 58p.

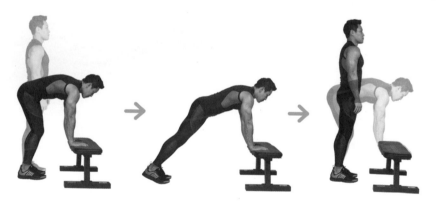

❷ **棒式**
ELBOW PLANK (BENCH)

每組20次 做3組

參考 72p.

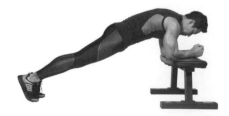

❸ 伏地挺身
WAVE PUSH-UP

每組10次
做4組

參考
76p.

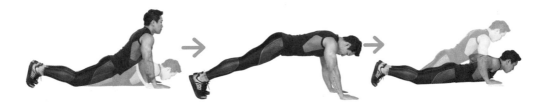

❹ 捲腹
CRUNCH

每組15次
做3組

參考
80p.

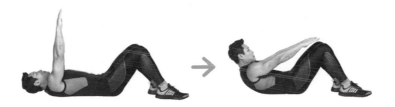

❺ 側捲腹
OBLIQUE CRUNCH

每組15次
做3組

參考
84p.

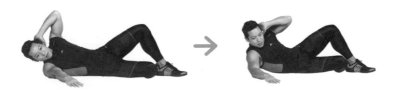

❻ 反向捲腹
LEG RAISE

每組15次
做3組

參考
85p.

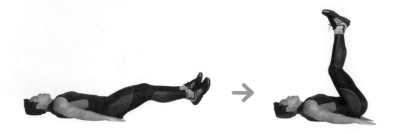

❼ 剪刀式踢腿
SCISSORS KICK

每組20次
做3組

參考
86p.

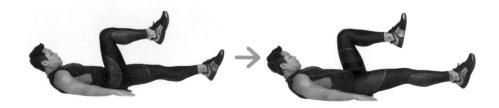

❽ 啞鈴側彎
SIDE BAND

每組20次
做3組

參考
87p.

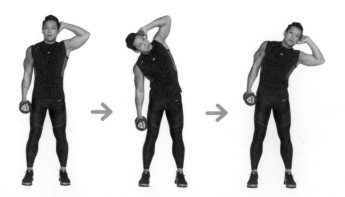

準備運動　肩部、胸部訓練前的熱身動作

注意事項

❶ 做肩膀、胸部訓練前一定要做熱身動作，以減少疼痛、受傷和疲勞度。

❷ 穩定上下半身來進行熱身動作。

每個動作
20次
做2~3組

參考
56p.

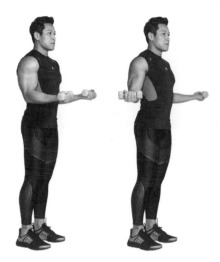

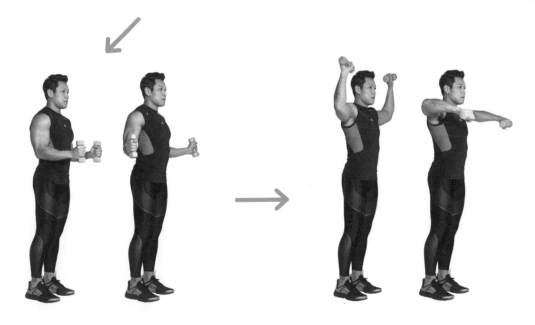

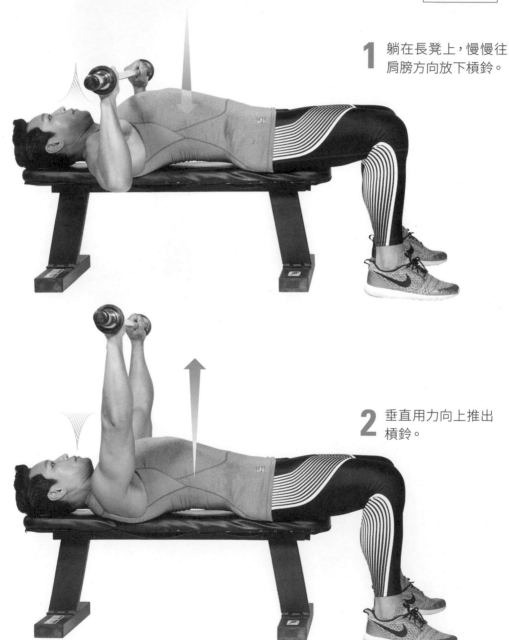

🡅 吸氣　🡇 吐氣

1 躺在長凳上，慢慢往肩膀方向放下槓鈴。

2 垂直用力向上推出槓鈴。

> 吸氣 < 吐氣

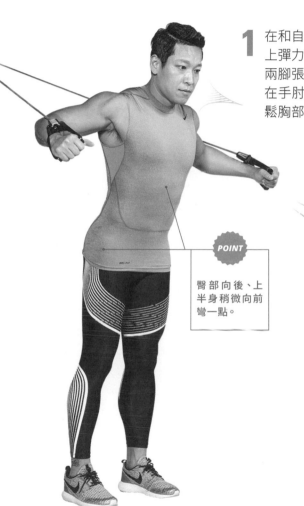

1 在和自己身高差不多的高度掛上彈力帶，雙手抓住握柄。兩腳張開至與肩同寬。在手肘微彎的狀態下，儘量放鬆胸部。

POINT

臀部向後、上半身稍微向前彎一點。

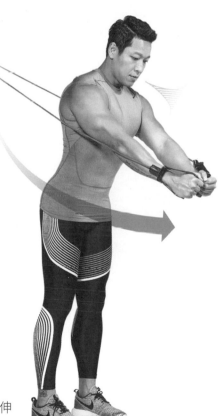

2 手臂向肚臍前方伸直。此時胸部肌肉將會有強烈收縮的感覺。

啞鈴 二頭彎舉

運動次數	運動效果	運動部位
每組20次 做3組	強化彎曲手肘的肌肉（肱二頭肌）。	二頭肌

➤ 吸氣　▼ 吐氣

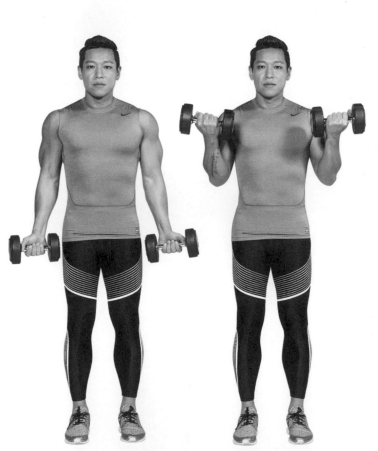
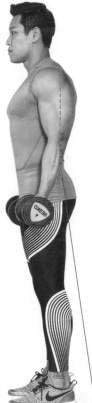

1 雙手反握啞鈴，雙腳張開至與肩同寬。

2 啞鈴舉至肩膀高度後，緩慢下放手肘，回復至起始位置。

POINT
手肘不要完全伸直，只需伸直90%，保持肌肉緊繃度。

彈力帶 二頭彎舉

運動次數	運動效果	運動部位
每組20次 做3組	使肱二頭肌變大 變結實。	二頭肌

> 吸氣　< 吐氣

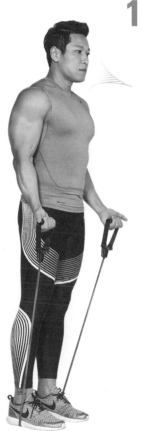

1 雙手握住彈力帶握把。雙腳張開至與肩同寬，並踩於彈力帶中間。

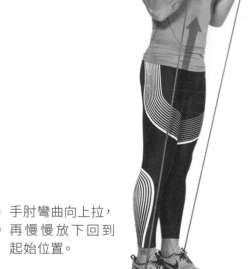

2 手肘彎曲向上拉，再慢慢放下回到起始位置。

第1週
星期二
TUESDAY

啞鈴硬舉

運動次數
每組15次
4組

運動效果
同時強化背部、
臀部肌肉。

運動部位
背部

1 雙腳張開至與肩同寬，
雙手正握啞鈴。

2 慢慢垂下上半身，膝
蓋微微彎曲。
當胸口與地面成水平
時，維持背部脊椎穩
定，慢慢回復至起始
動作。

POINT

伸直脊椎，使背
部保持緊張感。

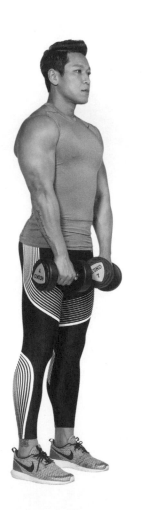

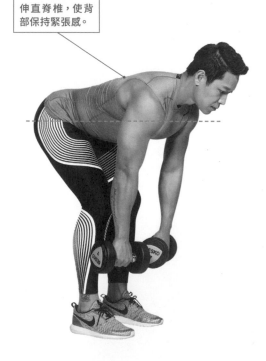

第1週
星期二
TUESDAY

超人式

運動次數
每組20次
做3組

運動效果
同時強化背部、
腰部肌肉。

運動部位
背部

1 趴在地上，雙手肘微彎放置於頭部兩側。

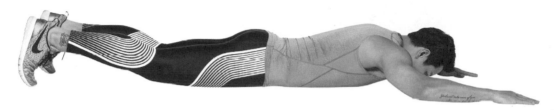

2 從地面同時抬起丁臂和雙腿。

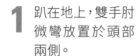

POINT

用力收縮背部和腰部肌肉。

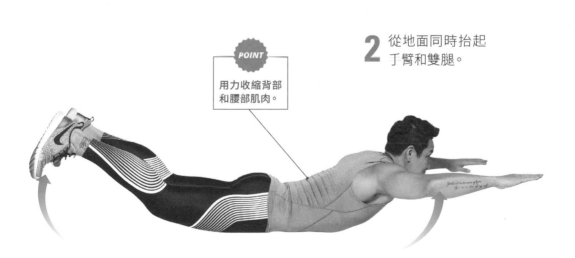

第1週 星期二 TUESDAY

彈力帶下壓

運動次數	運動效果	運動部位
每組20次 做3組	訓練手臂後側肌肉 （肱三頭肌）。	三頭肌

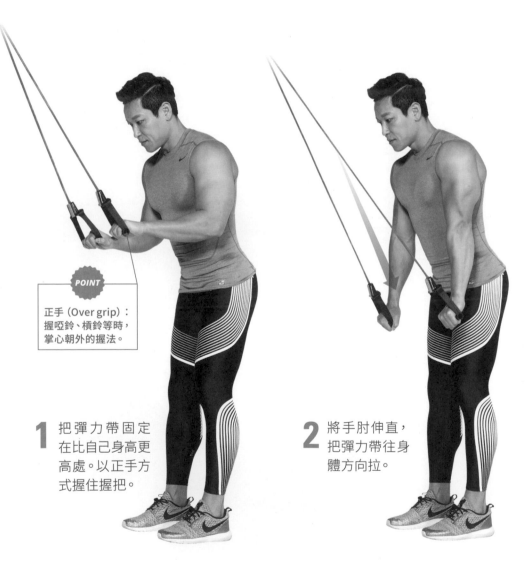

POINT

正手（Over grip）：
握啞鈴、槓鈴等時，
掌心朝外的握法。

1 把彈力帶固定
在比自己身高更
高處。以正手方
式握住握把。

2 將手肘伸直，
把彈力帶往身
體方向拉。

啞鈴三頭屈伸

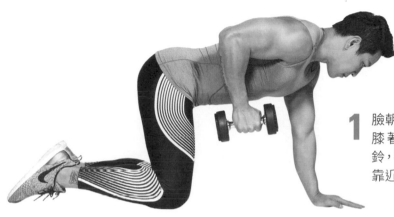

1 臉朝下,左手掌和雙膝著地。右手握啞鈴,手肘彎曲呈直角靠近身體。

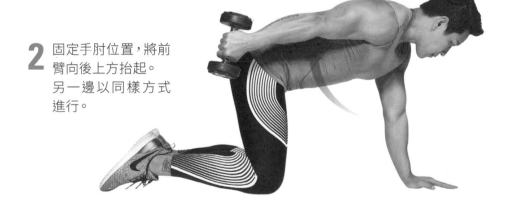

2 固定手肘位置,將前臂向後上方抬起。另一邊以同樣方式進行。

第1週 星期三 WEDNESDAY — 啞鈴 坐姿肩推

運動次數	運動效果	運動部位
每組15次 4組	強化三角肌中束，使肩膀變寬。	肩膀

▽ 吸氣　▲ 吐氣

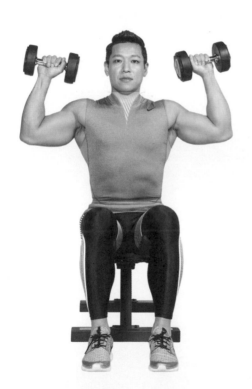

1 坐在凳子上，雙手握啞鈴高舉至兩側耳朵高度。

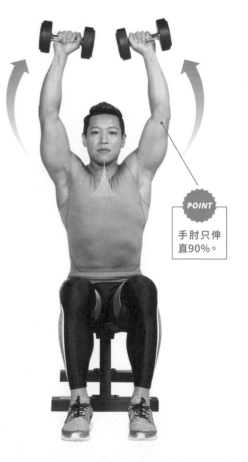

POINT
手肘只伸直90%。

2 將啞鈴往上推起，高度需超過頭頂。

第1週 星期三 WEDNESDAY

啞鈴 坐姿側平舉

運動次數	運動效果	運動部位
每組20次 做3組	強化三角肌中束，使肩膀更寬、肌肉更飽滿。	肩膀

▽ 吸氣　▲ 吐氣

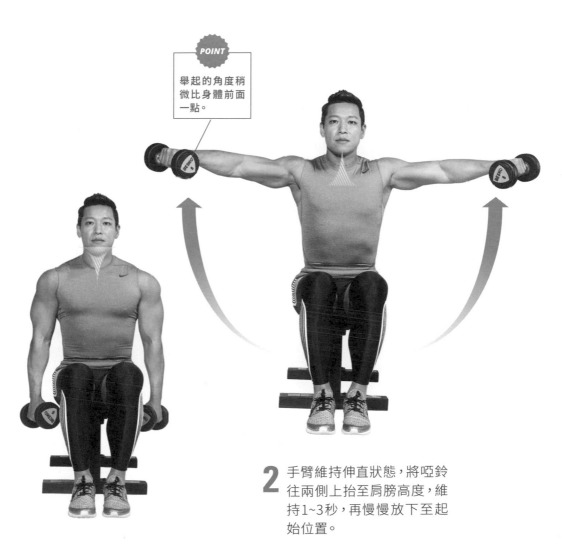

POINT 舉起的角度稍微比身體前面一點。

2 手臂維持伸直狀態，將啞鈴往兩側上抬至肩膀高度，維持1~3秒，再慢慢放下至起始位置。

1 坐在凳子上，雙手握啞鈴自然下垂於身體兩側。

第1週
星期三
WEDNESDAY

深蹲

運動次數
每組20次
4組

運動效果
強化臀部與核心
肌群。

運動部位
下半身

1 雙腿自然地張開到至肩同寬，
腳尖微微向外。

3 整個腿部用力，
像用力蹬開地面
一樣站起。

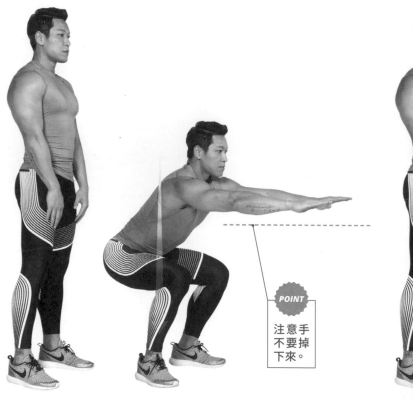

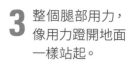

POINT

注意手
不要掉
下來。

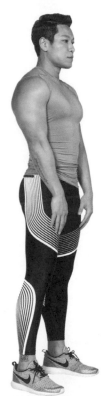

2 彎曲膝蓋，慢慢坐下。同時
手臂向前伸直。
此時上半身稍微向前傾，
穩住身體重心。

第1週
星期三
WEDNESDAY

原地弓步蹲

運動次數	運動效果	運動部位
每組20次 4組	去除大腿、臀部贅肉，打造有彈力的肌肉。	下半身

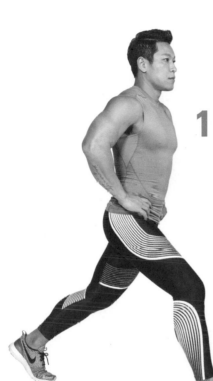

1 雙腿一前一後張開站立，腳尖朝正前方，雙手扶腰。

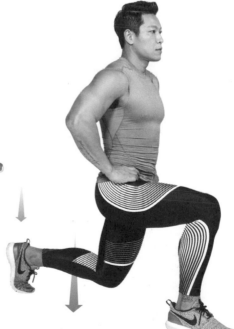

2 後腿膝蓋向下壓彎曲。另一邊也以同樣方法進行。

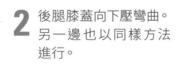

啞鈴臥推

運動次數	運動效果	運動部位
每組15次 4組	讓胸部肌群更大更厚。	胸

⋀ 吸氣　▽ 吐氣

1 仰躺於長凳上，雙手握啞鈴慢慢降至胸口高度。

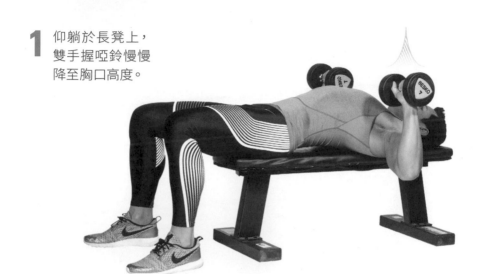

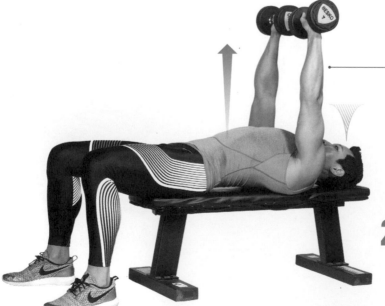

POINT

手臂只伸直90%，維持肌肉緊張狀態反覆練習。

2 以比下降啞鈴時快一點的速度將啞鈴上推。

1 雙手撐在長凳上，比肩寬一掌左右。雙腿向後伸直。

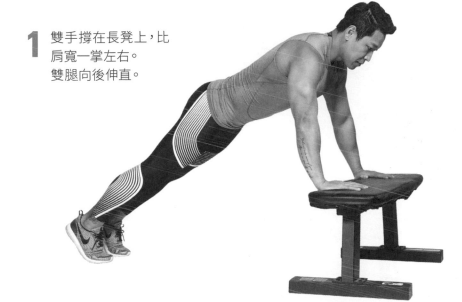

2 彎曲手肘，胸口朝長凳方向下降後，再往上抬起回復至初始位置。

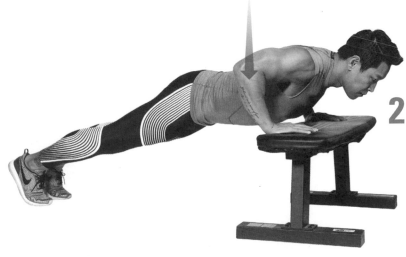

啞鈴俯身划船

運動次數	運動效果	運動部位
每組20次 4組	根據上半身的傾斜度，均勻的訓練到整個背部肌群。	背部

▽ 吸氣　▲ 吐氣

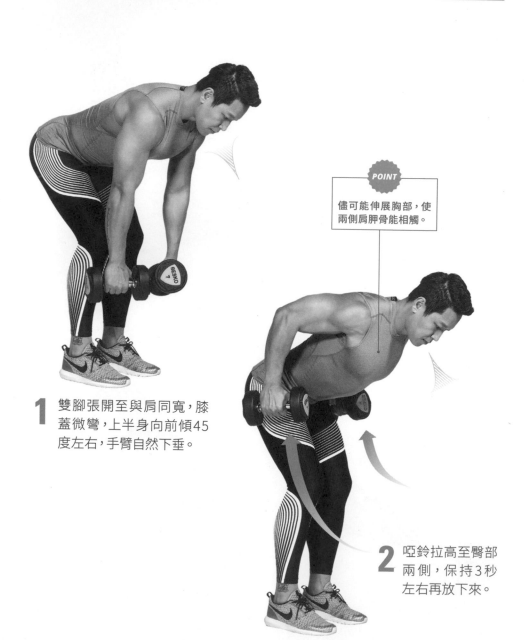

POINT

儘可能伸展胸部，使兩側肩胛骨能相觸。

1 雙腳張開至與肩同寬，膝蓋微彎，上半身向前傾45度左右，手臂自然下垂。

2 啞鈴拉高至臀部兩側，保持3秒左右再放下來。

啞鈴單手划船

運動次數	運動效果	運動部位
每組15次 4組	活化背部及肩部 肌肉。	**背部**

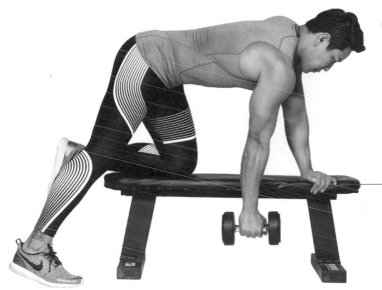

1 單手握住啞鈴，另一隻手和膝蓋抵在長凳上，後背挺直撐住。

POINT 手撐在長椅的邊緣。

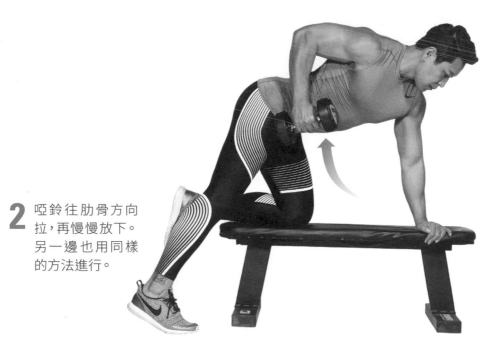

2 啞鈴往肋骨方向拉，再慢慢放下。另一邊也用同樣的方法進行。

\ **111** \

2nd WEEK | 第2週運動法

運動目標

第2週的目標是提高難度，給身體更多的刺激。並擴大肌肉的活動範圍，發展各部位肌群的力量。

注意事項

與第1週運動相比難度會提高，因此可能會伴隨一些肌肉疼痛。所以，運動前後要充分做好伸展動作。

運動重點

僅靠第2週的運動很難使身體獲得戲劇性的變化。但是經過這個過程，體脂肪一定會減少、肌肉會變得更結實，所以要堅持繼續運動下去。

運動計畫

星期	部位	項目	重量	1組次數	組數
星期一	胸	啞鈴上斜臥推	5~10kg	20次	4
		彈力帶上斜夾胸	彈力帶	15次	4
	二頭肌	槓鈴二頭彎舉	5kg	15次	3
	手臂	啞鈴錘式彎舉	5kg	15次	4
星期二	背部	槓鈴俯身划船	20kg	15次	4
		彈力帶直臂下壓	彈力帶	20次	3
	三頭肌	啞鈴三頭屈伸	4kg	20次	3
星期三	肩膀	啞鈴V字前平舉	3kg	20次	4
		啞鈴一字前平舉	3kg	15次	4
星期四	下半身	寬步深蹲	徒手運動	20次	4
		啞鈴前蹲	5kg	20次	4
星期五	手臂	啞鈴二頭彎舉	5kg	15次	3
	三頭肌	啞鈴三頭屈伸	5kg	15次	3
	手臂	啞鈴錘式彎舉	5~10kg	12~15次	4
	三頭肌	反向撐體	徒手運動	15~20次	4

注意事項

❶ 均衡的活化全身肌肉以應對各部位的肌群訓練動作。

❷ 每天進行訓練不間斷。

❶ 波比跳+原地跳躍
BURPEE TEST (BENCH) + JUMP

每組15秒
做3組

參考
60p.

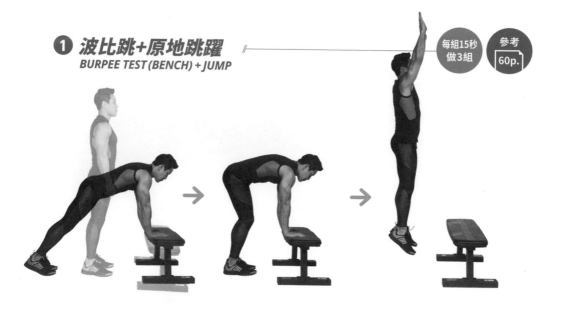

❷ 棒式
ELBOW PLANK (BENCH)

每組30秒
做3組

參考
72p.

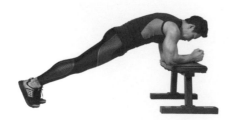

❸ 伏地挺身
PUSH-UP

每組15次
做3組
參考
78p.

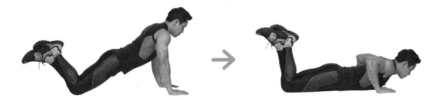

❹ 捲腹
CRUNCH

每組15次
做3組
參考
80p.

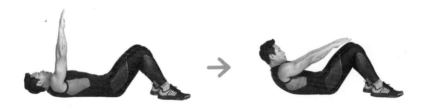

❺ 側捲腹
OBLIQUE CRUNCH

每組15次
做3組
參考
84p.

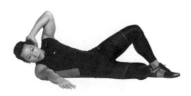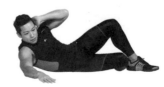

6 **反向捲腹**
LEG RAISE

每組15次
做3組

參考
85p.

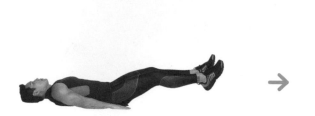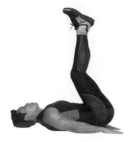

7 **剪刀式踢腿**
SCISSORS KICK

每組20次
做3組

參考
86p.

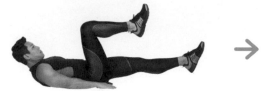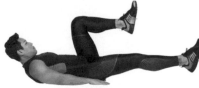

8 **啞鈴側彎**
SIDE BAND

每組20次
做3組

參考
87p.

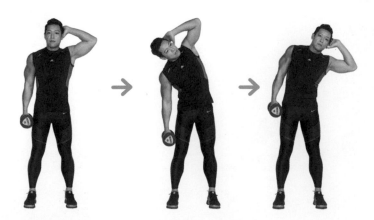

肩部、胸部訓練前的熱身動作

注意事項
❶ 做肩膀、胸部訓練前一定要做熱身動作，以減少疼痛、受傷和疲勞度。
❷ 穩定上下半身來進行熱身動作。

 每個動作
20次
做2~3組

 參考
56p.

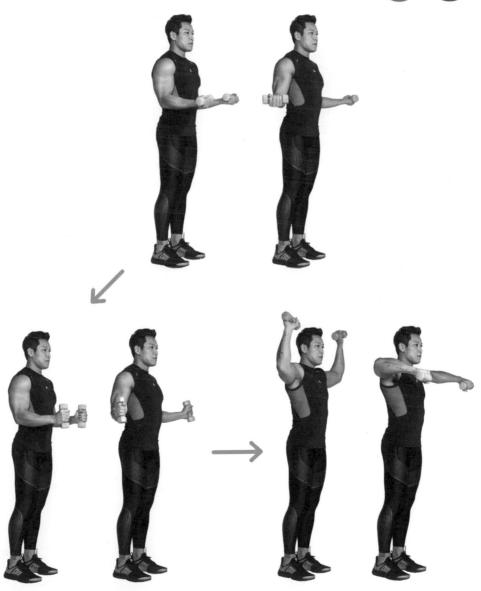

啞鈴上斜臥推

運動次數	運動效果	運動部位
每組20次 4組	使上胸肌肉發達。	胸

⛰吸氣 ▼吐氣

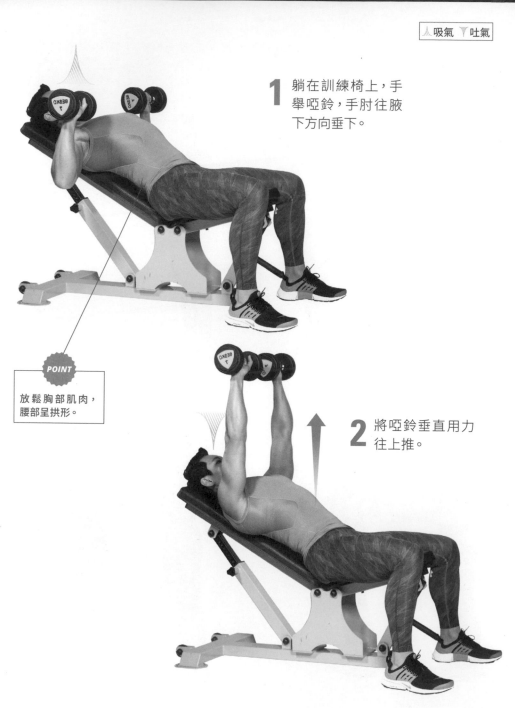

1 躺在訓練椅上,手舉啞鈴,手肘往腋下方向垂下。

POINT

放鬆胸部肌肉,腰部呈拱形。

2 將啞鈴垂直用力往上推。

彈力帶上斜夾胸

運動次數	運動效果	運動部位
每組15次 4組	不僅能訓練出寬而結實的胸肌，還能訓練內胸小肌群。	胸

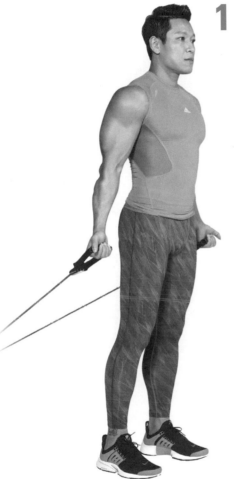

1 彈力帶掛在背後下方，雙手握住彈力帶握把。

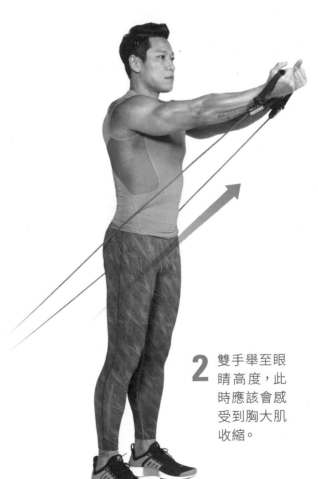

2 雙手舉至眼睛高度，此時應該會感受到胸大肌收縮。

第2週
星期一
MONDAY

槓鈴二頭彎舉

運動次數	運動效果	運動部位
每組15次做3組	使肱二頭肌變大、變結實。	二頭肌

➤吸氣 ◄吐氣

POINT

手肘只伸直90%，保持肌肉緊張感。

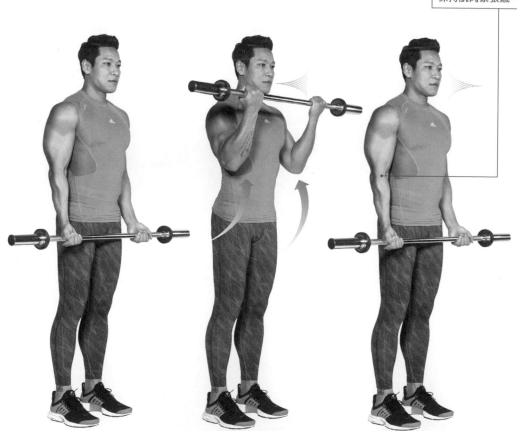

1 手舉槓鈴，雙腳張開至與肩同寬。

2 將槓鈴往肩部位置舉起。

3 將槓鈴慢慢放下，回至初始位置。

第2週
星期一
MONDAY

啞鈴
錘式彎舉

運動次數
每組15次
4組

運動效果
訓練肱二頭肌與
下臂的肱撓肌。

運動部位
手臂

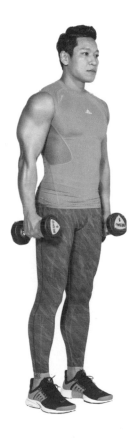

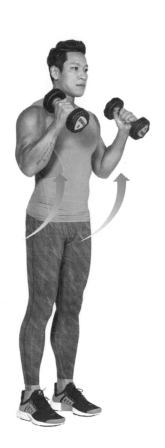

1 手握啞鈴，雙腳張開至與肩同寬。

2 彎曲手肘，將啞鈴上提至肩部處。

第2週 星期二 TUESDAY

槓鈴俯身划船

運動次數	運動效果	運動部位
每組15次 4組	根據上半身傾斜度，可以完整訓練整個背部肌群。	背部

▶吸氣 ◀吐氣

1 雙手握在比骨盆寬5cm左右處，以反手抓握，雙腳張開至與肩同寬。

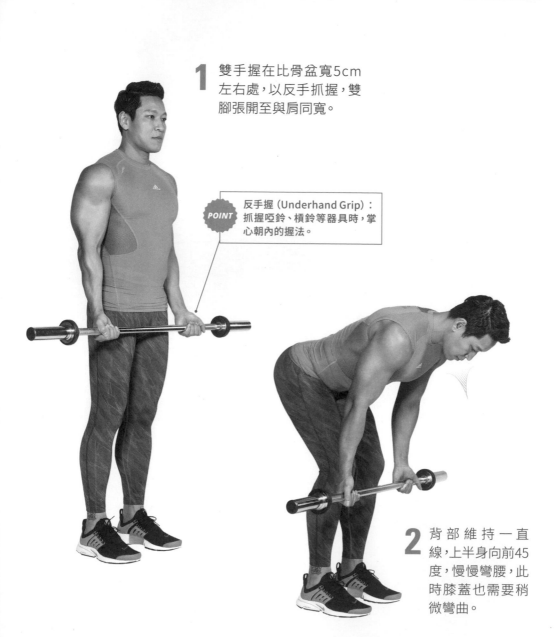

POINT 反手握（Underhand Grip）：抓握啞鈴、槓鈴等器具時，掌心朝內的握法。

2 背部維持一直線，上半身向前45度，慢慢彎腰，此時膝蓋也需要稍微彎曲。

TIP

拉槓鈴時要使背部肌肉強烈收縮，同時儘量伸展胸部肌肉。

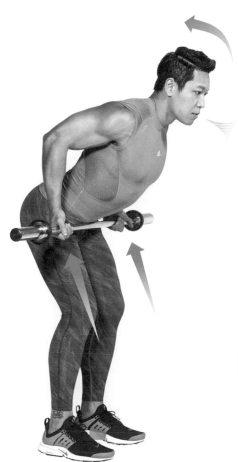

3 彎曲手肘，將槓鈴往肚臍方向拉動，讓槓鈴擦過大腿前側向上拉。

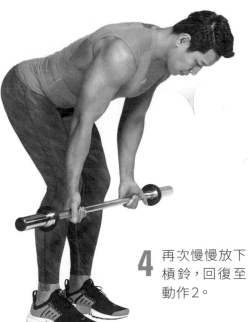

4 再次慢慢放下槓鈴，回復至動作2。

第2週
星期二
TUESDAY

彈力帶
直臂下壓

運動次數	運動效果	運動部位
每組20次 做3組	有效伸展整個背部肌群，並訓練到背闊肌。	背部

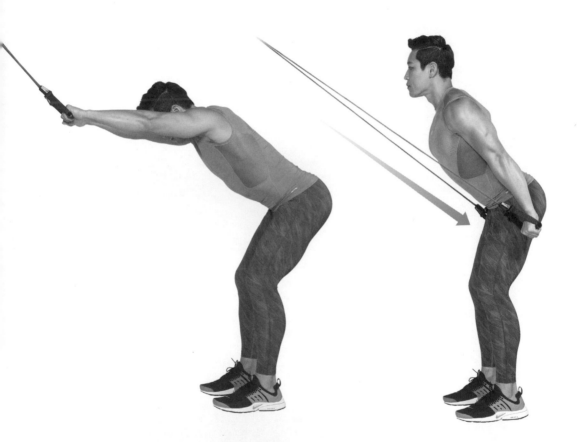

1 將彈力帶固定在比自己身高的位置，雙手握住握把，將上半身向前傾45度。

2 將彈力帶向臀部兩側拉，順勢挺胸頭部上抬。

第2週
星期二
TUESDAY

啞鈴三頭屈伸

運動次數
每組20次
做3組

運動效果
讓手臂後側的肱三頭肌更結實

運動部位
三頭肌

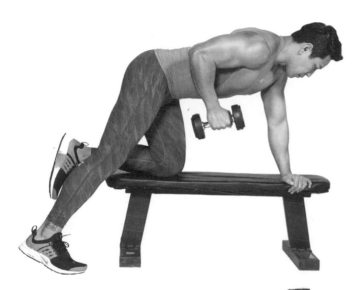

1 臉朝下，單手抓握啞鈴，另一隻手和膝蓋抵在長凳上，將背部打直，手肘大約在肋骨處位置。

2 固定手肘位置，將前臂向後上方抬起，另一邊也採用同樣的方式進行。

啞鈴V字前平舉

運動次數	運動效果	運動部位
每組20次 4組	有助於訓練三角肌前束與中束。	肩膀

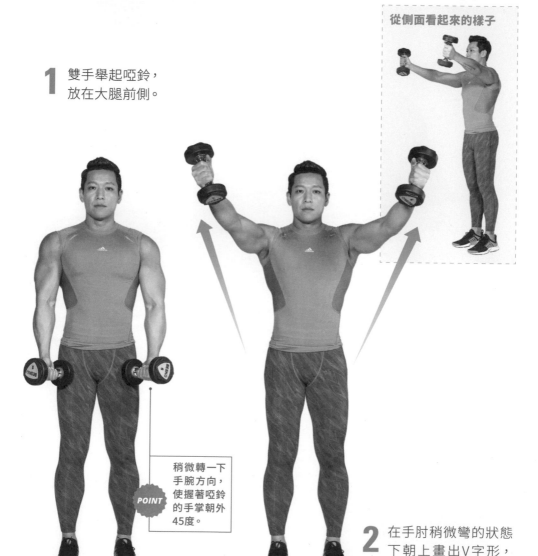

從側面看起來的樣子

1 雙手舉起啞鈴，放在大腿前側。

POINT

稍微轉一下手腕方向，使握著啞鈴的手掌朝外45度。

2 在手肘稍微彎的狀態下朝上畫出V字形，啞鈴約舉至眼睛高度處，再慢慢放下，回復至起始位置。

啞鈴 一字前平舉

運動次數	運動效果	運動部位
每組15次 4組	集中訓練三角肌前束。	肩膀

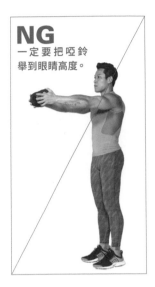

NG
一定要把啞鈴
舉到眼睛高度。

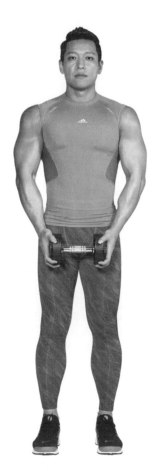

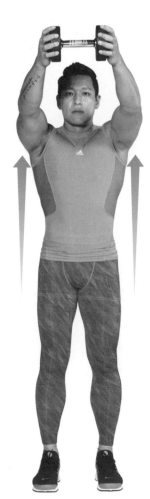

1 雙手握住啞鈴兩頭，雙腳張開約與肩同寬，手肘保持微彎並自然下垂，上半身微向前傾。

2 手肘維持微彎狀態，將啞鈴高舉至與肩同高的位置，再慢慢放下至起始位置

寬步深蹲

運動次數	運動效果	運動部位
每組20次 4組	使大腿內側肌肉和臀部更加有彈性。	下半身

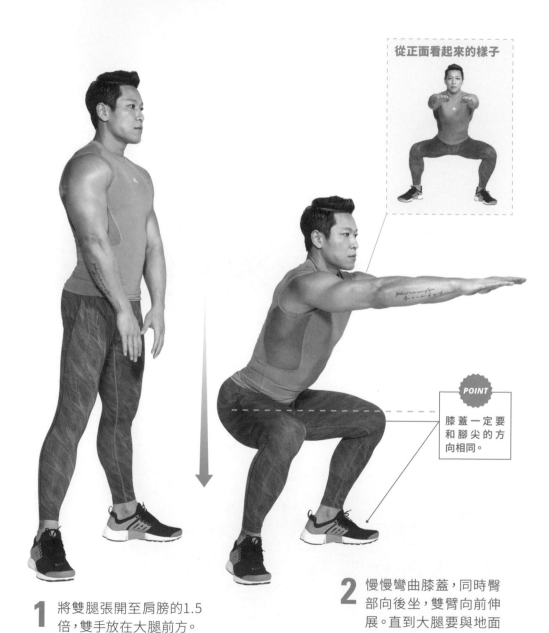

從正面看起來的樣子

POINT

膝蓋一定要和腳尖的方向相同。

1 將雙腿張開至肩膀的1.5倍，雙手放在大腿前方。

2 慢慢彎曲膝蓋，同時臀部向後坐，雙臂向前伸展。直到大腿要與地面呈現水平。

第2週
星期四
THURSDAY

啞鈴前蹲

運動次數	運動效果	運動部位
每組20次 4組	有助於強化大腿肌群力量。	下半身

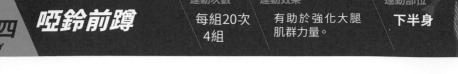

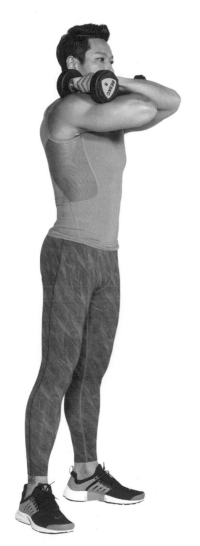

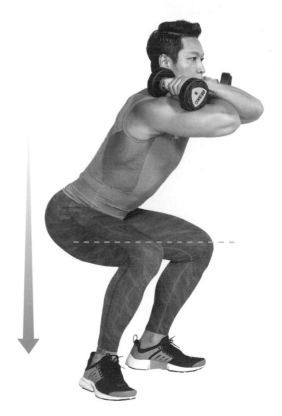

2 慢慢彎曲膝蓋，同時臀部向後坐，直到大腿與地面呈現水平。

1 雙手各握一個啞鈴，交叉成X字放在肩膀上。

啞鈴二頭彎舉

運動次數	運動效果	運動部位
每組15次做3組	讓肱二頭肌變得更加粗壯	手臂

1 雙手各握一個啞鈴，雙腳張開至與肩同寬。

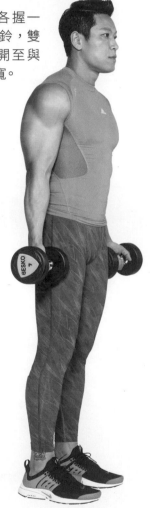

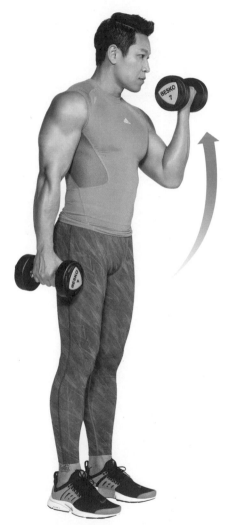

2 彎曲手肘，快速將啞鈴往上抬至肩膀高度，接著停留1~3秒，再慢慢放下。左右兩側交替進行訓練動作。

第2週
星期五
FRIDAY

啞鈴三頭屈伸

運動次數	運動效果	運動部位
每組15次做3組	讓手臂後側肱三頭肌更結實	三頭肌

1 臉朝下，單手抓握啞鈴，另一隻手和膝蓋抵在長凳上，將背部打直，手肘大約在肋骨處位置。

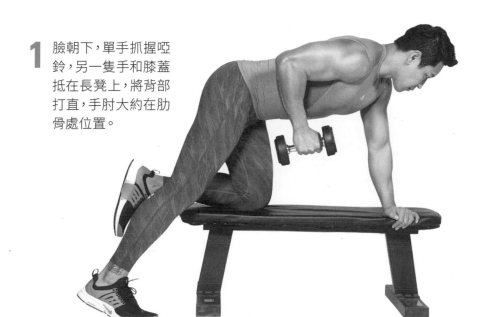

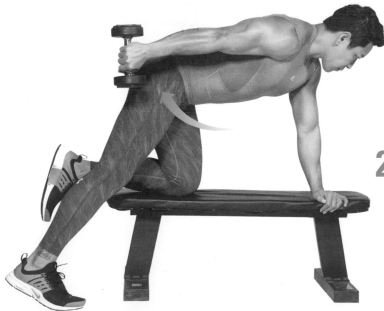

2 固定手肘位置，將前臂向後上方抬起，另一邊也採用同樣的方式進行。

第2週
星期五
FRIDAY

運動次數	運動效果	運動部位
一組12~15次 做4組	訓練手臂肱二頭 肌與前臂肱橈肌。	**手臂**

啞鈴
錘式彎舉

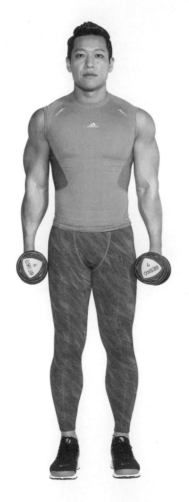

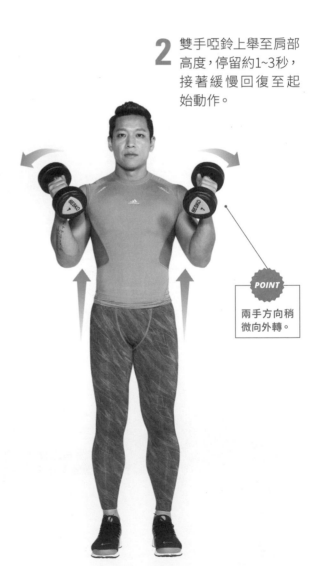

2 雙手啞鈴上舉至肩部
高度，停留約1~3秒，
接著緩慢回復至起
始動作。

POINT

兩手方向稍
微向外轉。

1 雙手各握一個啞鈴，雙
腳張開至與肩同寬。

第2週
星期五
FRIDAY

反向撐體

運動次數
每組15~20次
做4組

運動效果
不僅能刺激肱三頭肌，還能刺激肩膀、胸肌。

運動部位
三頭肌

➤吸氣 ◄吐氣

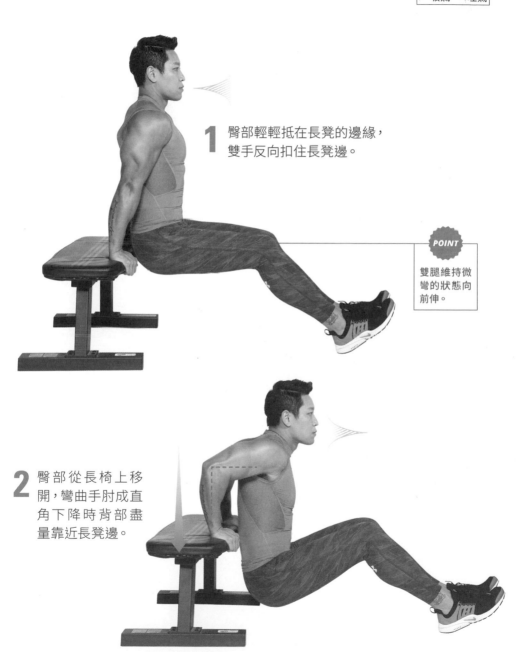

1 臀部輕輕抵在長凳的邊緣，雙手反向扣住長凳邊。

POINT

雙腿維持微彎的狀態向前伸。

2 臀部從長椅上移開，彎曲手肘成直角下降時背部盡量靠近長凳邊。

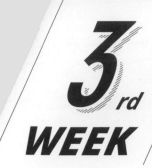

3rd WEEK 第3週運動法

運動目標

第3週要掌握自己身體哪個部位較弱，以不足的部位為主進行分區訓練。在運動過程中，集中精神感受一下自己身體的變化吧！

注意事項

不能專挑覺得簡單舒適的肌群部位來訓練，要使身體核心肌群能變得更加強壯，重點就在於需要逐漸提高難度。

運動重點

因減少了喝酒、宵夜等不健康的飲食習慣，並進行著高強度訓練動作，這會讓身體肌肉感受度變得更好，同時專注力也可能會下降。所以，不要太執著於運動時間，必須將精神集中在專注力上，盡可能的江動作做正確。

運動計畫

星期	部位	項目	重量	1組次數	組數
星期一	胸	槓鈴上斜臥推	20kg	12次	3
		啞鈴上斜飛鳥	7kg	15次	3
		上斜合掌夾胸	毛巾	15~20次	4
	二頭肌	啞鈴二頭彎舉	5kg	20次	3
	手臂	啞鈴錘式彎舉	5kg	20次	3
星期二	背部	俯臥拉式	徒手運動	15次	3
		槓鈴硬舉	20kg	12次	3
		槓鈴俯身划船	10~15kg	15次	3
	三頭肌	反向撐體	徒手運動	10次	3
		啞鈴坐姿三頭伸展	4~5kg	15次	3
星期三	肩膀	啞鈴坐姿側平舉	5kg	15次	3
		直臂側平舉	2kg	20次	3
		啞鈴坐姿肩推	8~10kg	12~15次	3
		啞鈴坐姿俯身側平舉	5kg	15次	4
星期四	下半身	坐姿抬腿	徒手運動	20~30次	3
		槓鈴前蹲	10kg	20次	4
		啞鈴原地弓步蹲	3~5kg	15次	4
		啞鈴寬步深蹲	10kg	15次	4
星期五	全身	伏地挺身	5kg	15次	4
		波比跳	5kg	15次	4
		啞鈴站姿肩推	5kg	15次	4
		原地高抬腿	徒手運動	20秒	4
	二頭肌	啞鈴二頭彎舉	3kg	12次	4
	全身	登山式	徒手運動	20秒	4

注意事項

❶ 每次做動作時，要注意身體不要過度用力。

❷ 每天進行訓練不間斷。

❶ **波比跳+向內側踢**
BURPEE TEST (BENCH) + INSIDE KICK

每組15次
做3組

參考

62p.

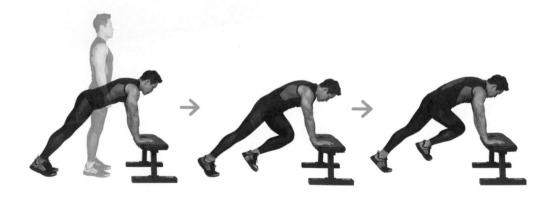

❷ **棒式**
ELBOW PLANK (BENCH)

每組40秒
做3組

參考

72p.

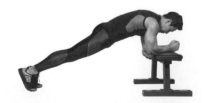

❸ 伏地挺身
PUSH-UP

每組15次
做3組

參考
78p.

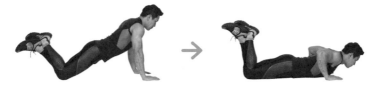

❹ 捲腹
CRUNCH

15~20秒
做3組

參考
81p.

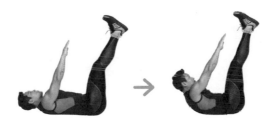

❺ 側捲腹
OBLIQUE CRUNCH

每組15次
做3組

參考
84p.

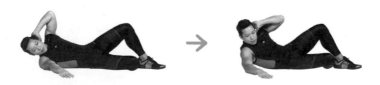

❻ 反向卷腹
LEG RAISE

每組15次
做3組

參考
85p.

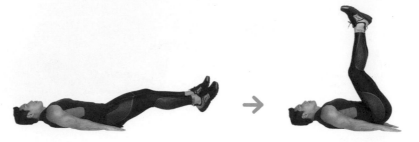

❼ 剪刀式踢腿
SCISSORS KICK

每組20次
做3組

參考
86p.

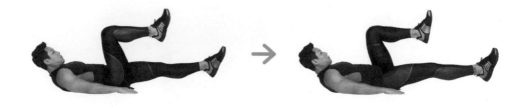

❽ 啞鈴側彎
SIDE BAND

每組20次
做3組

參考
87p.

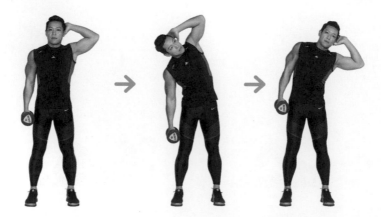

注意事項

❶ 做肩膀、胸部訓練前一定要做熱身動作，以減少疼痛、受傷和疲勞度。

❷ 穩定上下半身來進行熱身動作。

各20次
做2~3組

參考
56p.

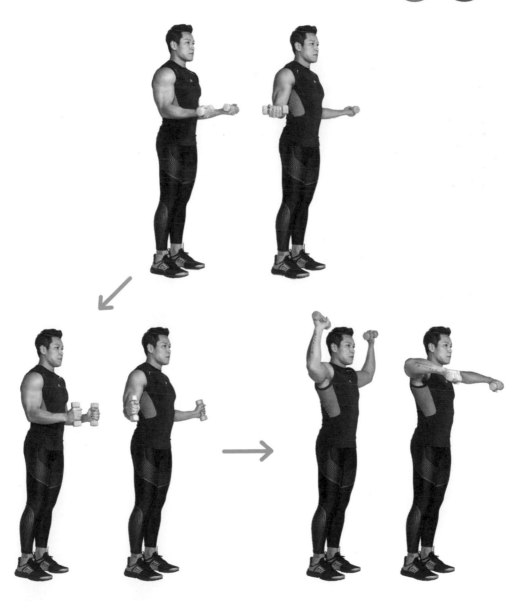

⋀ 吸氣　⋁ 吐氣

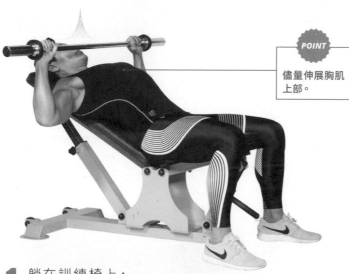

POINT

儘量伸展胸肌上部。

1 躺在訓練椅上，雙手握槓鈴在略比肩膀寬處，慢慢將槓鈴垂到肩膀前方位置。

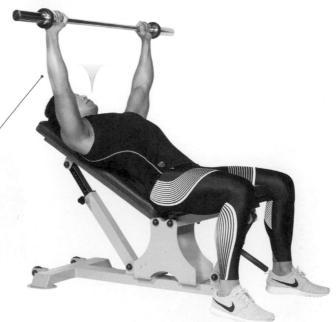

POINT

手臂只伸直90%，保持肌肉緊張。

2 將槓鈴用力推上去。

啞鈴上斜飛鳥

運動次數	運動效果	運動部位
每組15次做3組	對訓練胸肌內側肌群有良好功效。	胸

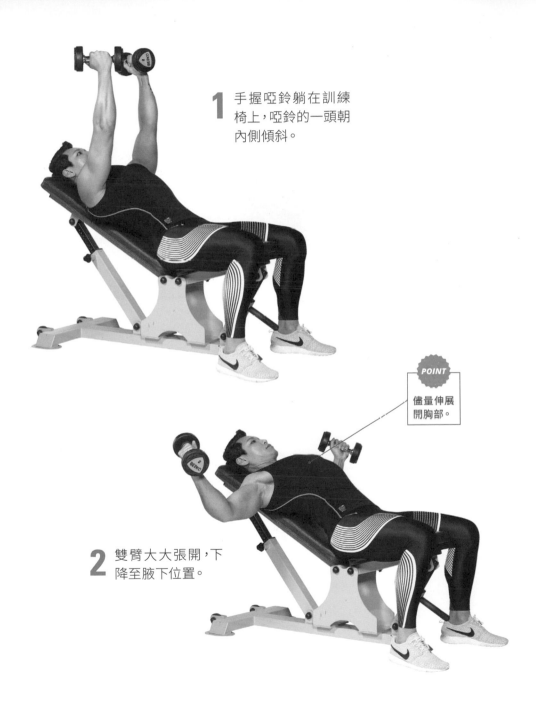

1 手握啞鈴躺在訓練椅上，啞鈴的一頭朝內側傾斜。

POINT

儘量伸展開胸部。

2 雙臂大大張開，下降至腋下位置。

\ 141 \

上斜合掌夾胸

運動次數	運動效果	運動部位
每組 15~20次 做4組	集中訓練胸肌內側，讓胸腺更清晰。	胸

▷吸氣 ◁吐氣

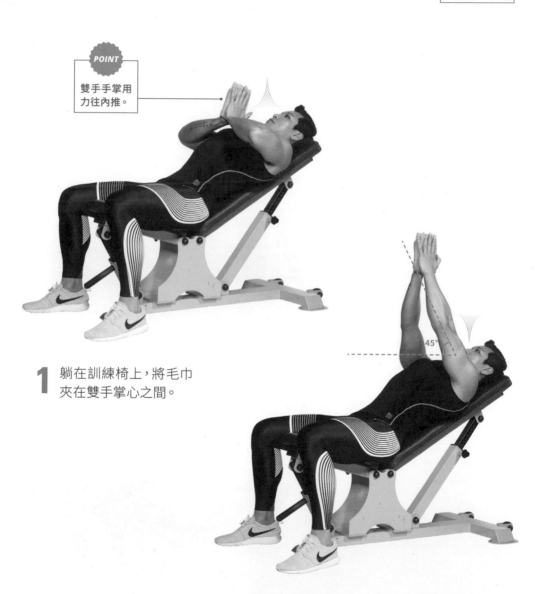

POINT
雙手手掌用力往內推。

1 躺在訓練椅上，將毛巾夾在雙手掌心之間。

45°

2 收縮胸肌，雙手向上45度伸直舉高。保持手掌之間的推力，肩膀不要被帶開。

啞鈴二頭彎舉

運動次數	運動效果	運動部位
每組20次做3組	同時增強肱二頭肌和肩部肌肉。	二頭肌

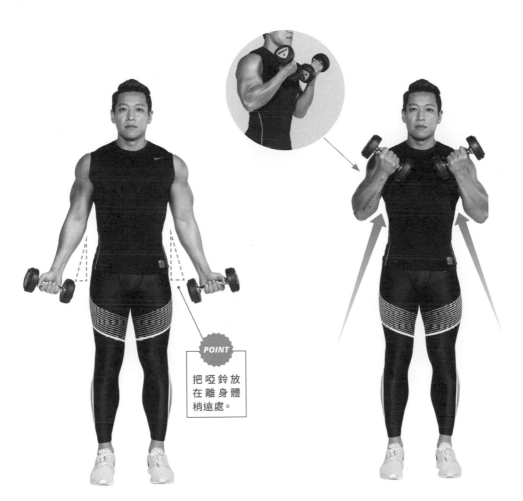

POINT

把啞鈴放在離身體稍遠處。

1 手舉啞鈴，雙腳張開至與肩同寬。

2 往肩膀位置舉起啞鈴。接著慢慢放下啞鈴，維持二頭肌的緊張感。

啞鈴錘式彎舉

運動次數	運動效果	運動部位
每組20次 做3組	同時訓練肱二頭肌 和肱橈肌。	手臂

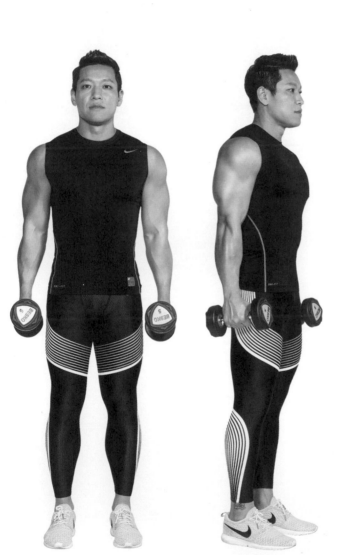

1 手握啞鈴，雙腳張開
至與肩同寬。

舉起啞鈴時，稍微轉動手腕、傾斜啞鈴，就可以集中訓練
到這兩個內側肌肉。傾斜啞鈴至與身體之間能伸進一個拳
頭的距離即可。

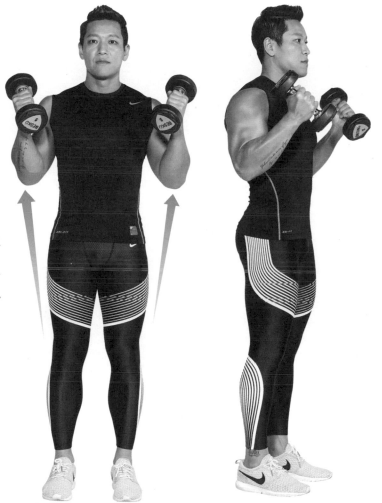

2 啞鈴舉至肩部位
置上。
舉起時啞鈴上方
稍微向身體外
側傾斜。

第3週
星期二
TUESDAY

運動次數	運動效果	運動部位
每組15次做3組	使沿著脊椎延伸的豎脊肌更加強壯。	背部

俯臥拉式

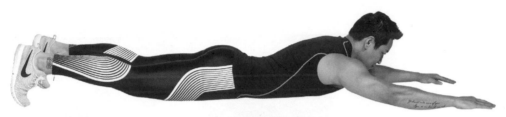

1 趴在地上,雙手向前伸。

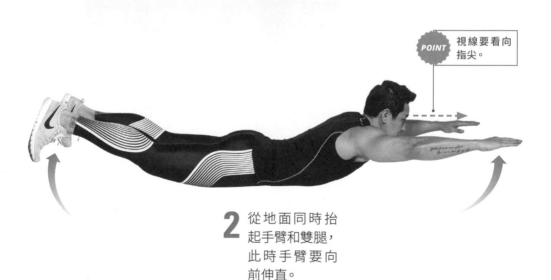

POINT 視線要看向指尖。

2 從地面同時抬起手臂和雙腿,此時手臂要向前伸直。

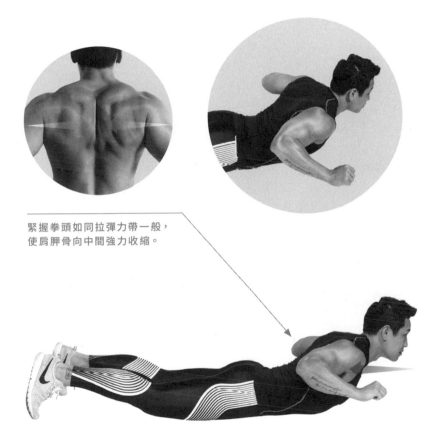

緊握拳頭如同拉彈力帶一般，
使肩胛骨向中間強力收縮。

3 邊維持臀部和下半身的
肌肉緊張感，邊將拳頭
由前往肩膀方向拉。

第3週 星期二 TUESDAY

槓鈴硬舉

運動次數	運動效果	運動部位
每組12次 做3組	同時加強大腿後側 肌肉（股二頭肌） 和豎脊肌。	背部

1 雙腳張開至與肩同寬，握住槓鈴，抓握位置略比肩膀寬5公分處。

POINT 脊椎挺直。

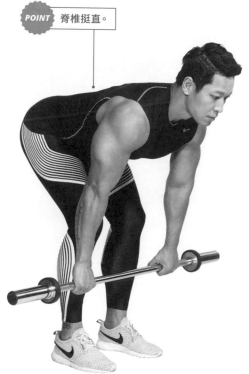

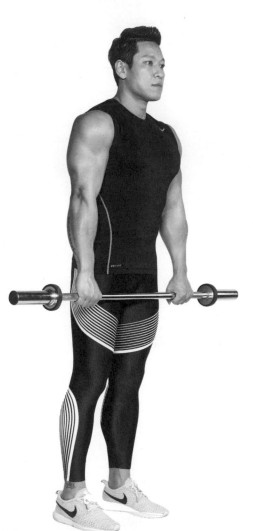

2 上半身慢慢往前傾，同時膝蓋微彎，並讓槓鈴貼著大腿前側往下，當背部與地面平行時，再將槓鈴貼著腿部前方往上拉起。

槓鈴俯身划船

▽吸氣　▲吐氣

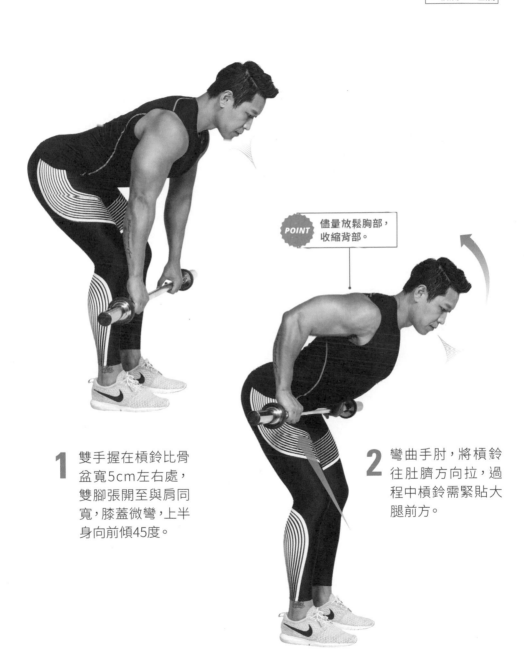

POINT 儘量放鬆胸部，收縮背部。

1 雙手握在槓鈴比骨盆寬5cm左右處，雙腳張開至與肩同寬，膝蓋微彎，上半身向前傾45度。

2 彎曲手肘，將槓鈴往肚臍方向拉，過程中槓鈴需緊貼大腿前方。

反向撐體

運動次數	運動效果	運動部位
每組10次 做3組	刺激肱三頭肌、三角肌與胸肌成長。	三頭肌

➤吸氣 ◀吐氣

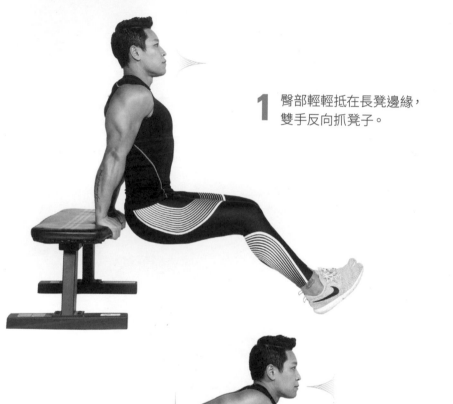

1 臀部輕輕抵在長凳邊緣，雙手反向抓凳子。

2 臀部從長凳上移開，彎曲手肘成直角，背部微微緊貼凳子邊緣下降。

啞鈴
坐姿三頭伸展

運動次數	運動效果	運動部位
每組15次 做3組	增強肱三頭肌 肌力。	**三頭肌**

▷吸氣 ◁吐氣

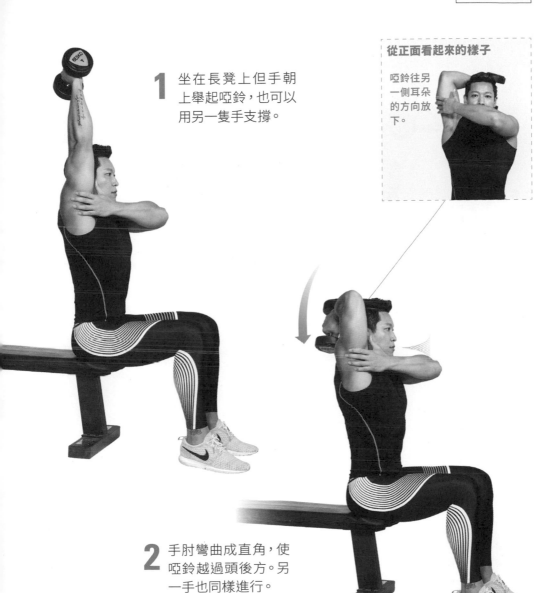

1 坐在長凳上但手朝上舉起啞鈴，也可以用另一隻手支撐。

從正面看起來的樣子

啞鈴往另一側耳朵的方向放下。

2 手肘彎曲成直角，使啞鈴越過頭後方。另一手也同樣進行。

第3週 星期三 WEDNESDAY

啞鈴坐姿側平舉

運動次數	運動效果	運動部位
每組15次做3組	強化三角肌中束,使肩膀更寬、肌肉更飽滿。	肩膀

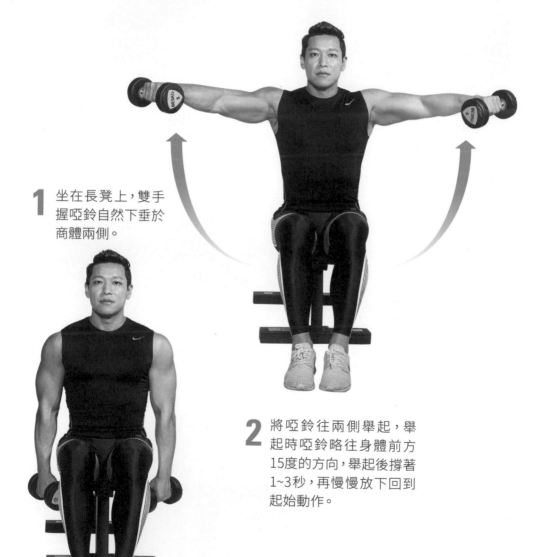

1 坐在長凳上,雙手握啞鈴自然下垂於商體兩側。

2 將啞鈴往兩側舉起,舉起時啞鈴略往身體前方15度的方向,舉起後撐著1~3秒,再慢慢放下回到起始動作。

第3週
星期三
WEDNESDAY

直臂側平舉

運動次數	運動效果	運動部位
每組20次 做3組	訓練三角肌中束，讓 肩部肌肉更飽滿。	肩膀

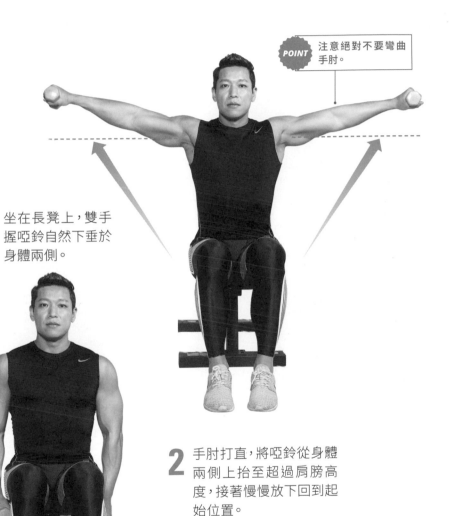

POINT 注意絕對不要彎曲手肘。

1 坐在長凳上，雙手握啞鈴自然下垂於身體兩側。

2 手肘打直，將啞鈴從身體兩側上抬至超過肩膀高度，接著慢慢放下回到起始位置。

啞鈴坐姿肩推

運動次數	運動效果	運動部位
每組 12~15次 做3組	訓練整個三角肌群，打造出更漂亮的肩部。	肩膀

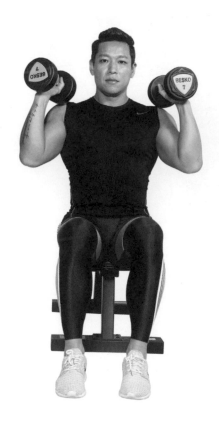

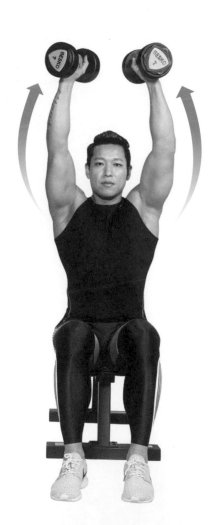

1 坐在長凳上，雙手握啞鈴，舉至下巴高度。

2 垂直上推啞鈴，至手肘伸直90%左右即可，反覆上下推舉的動作。

啞鈴坐姿俯身側平舉

運動次數	運動效果	運動部位
每組15次 4組	訓練三角肌後束肌肉。	肩膀

POINT 肩胛骨儘量保持不動。

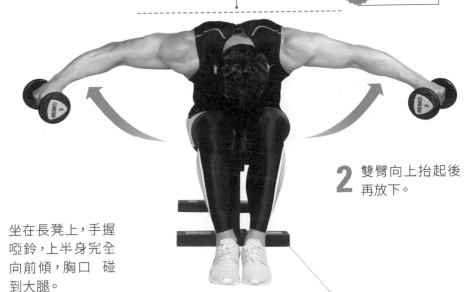

2 雙臂向上抬起後再放下。

1 坐在長凳上，手握啞鈴，上半身完全向前傾，胸口 碰到大腿。

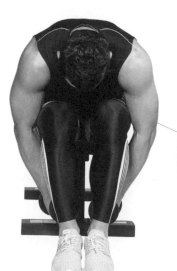

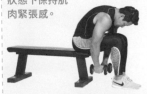

側面看起來的樣子

在背部捲起的狀態下保持肌肉緊張感。

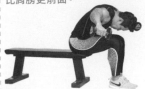

側面看起來的樣子

雙臂舉起的位置比肩膀更前面。

坐姿抬腿

運動次數	運動效果	運動部位
每組 20~30次 做3組	使大腿前側股四頭肌更加強壯。	下半身

➤ 吸氣　◄ 吐氣

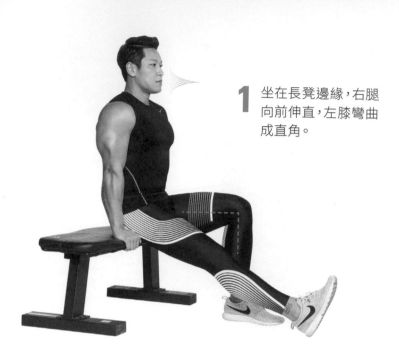

1 坐在長凳邊緣，右腿向前伸直，左膝彎曲成直角。

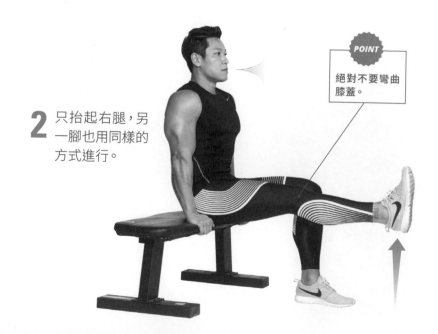

2 只抬起右腿，另一腳也用同樣的方式進行。

POINT
絕對不要彎曲膝蓋。

第3週
星期四
THURSDAY

槓鈴前蹲

運動次數	運動效果	運動部位
每組20次 4組	使臀部肌肉發達。	**下半身**

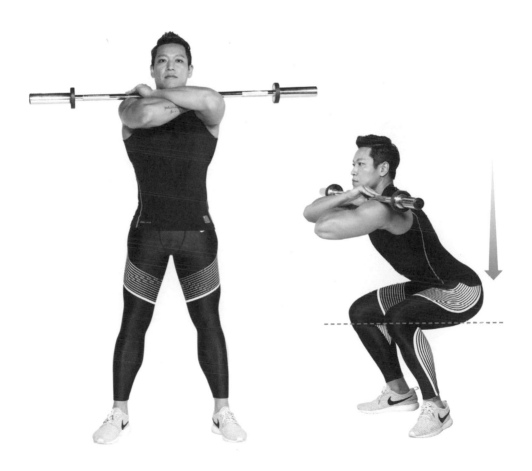

1 兩臂交叉成X型，握住槓鈴，放在肩膀上。

2 慢慢彎曲膝蓋，向下並向後坐，使大腿與地面成水平。

啞鈴原地弓步蹲

運動次數	運動效果	運動部位
每組15次 4組	訓練腿部前後肌肉。	下半身

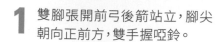

1 雙腳張開前弓後箭站立，腳尖朝向正前方，雙手握啞鈴。

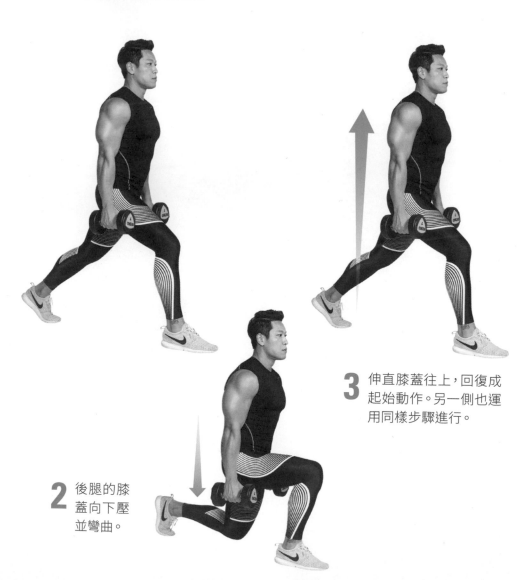

3 伸直膝蓋往上，回復成起始動作。另一側也運用同樣步驟進行。

2 後腿的膝蓋向下壓並彎曲。

啞鈴寬步深蹲

運動次數	運動效果	運動部位
每組15次 4組	集中訓練大腿內側肌肉。	下半身

1 雙腳張開約為肩膀的1.5倍寬，雙手抓握住啞鈴上方。

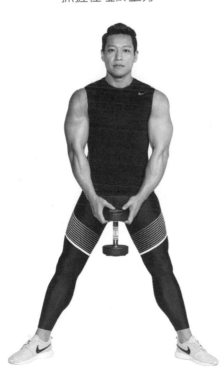

POINT 腰挺直，膝蓋與腳尖朝向相同方向。

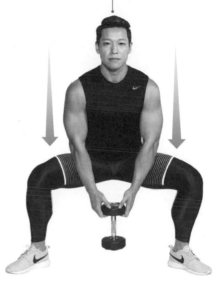

2 慢慢彎曲膝蓋，身體下降至大腿與地面成水平。

第3週
星期五
FRIDAY

伏地挺身

運動次數	運動效果	運動部位
每組15次 4組	同時訓練背部、胸部、手臂肌肉。	全身

1 雙手撐地，手掌間距略比肩膀寬一掌左右，雙腿向後伸展。

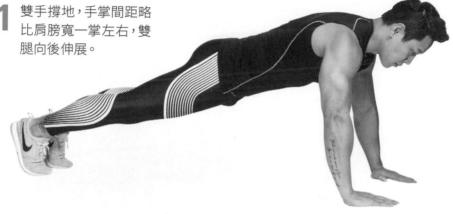

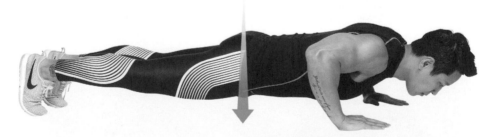

2 彎曲手肘，胸口朝地面落下後再上抬。

波比跳

運動次數	運動效果	運動部位
每組15次 4組	快速消除體脂肪，讓全身肌肉均衡發展。	全身

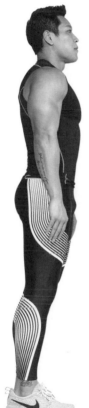

1 雙腳張開至與肩同寬。

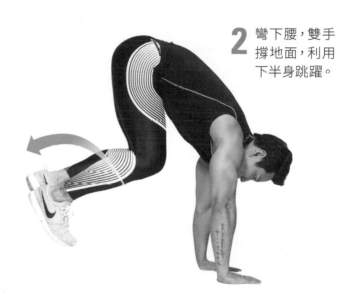

2 彎下腰，雙手撐地面，利用下半身跳躍。

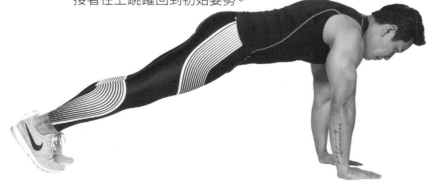

3 雙腿同時向後伸直。接著再次跳躍，將雙腿同時收回身體下方，接著往上跳躍回到初始姿勢。

啞鈴立姿肩推

運動次數	運動效果	運動部位
每組15次 4組	強化腰、肩、手臂肌肉。	**全身**

▽吸氣 △吐氣

1 雙腳張開與肩同寬，雙手握住啞鈴，放在耳朵兩側。

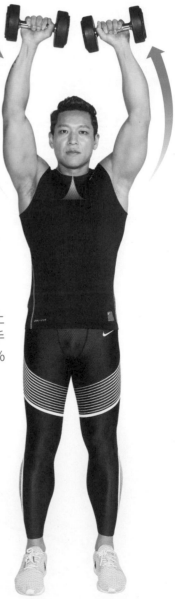

2 將啞鈴向上推過頭頂，手肘伸直90%即可。

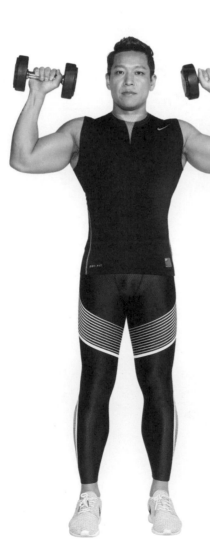

原地高抬腿

運動次數	運動效果	運動部位
每組20秒 做4組	一口氣刺激全身肌肉，培養心肺持久力和敏捷性。	**全身**

1 正面看起來就像在跑步一樣，一隻腳向胸口方向抬高，並舉起不同側的手臂。

2 雙腿交替抬高，快速地動作。

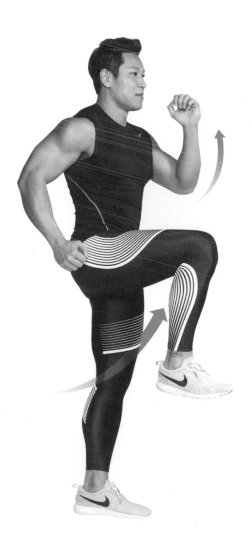

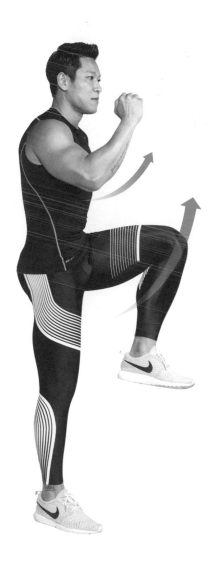

啞鈴二頭彎舉

運動次數	運動效果	運動部位
每組12次 4組	使肱二頭肌變得 更大更壯。	二頭肌

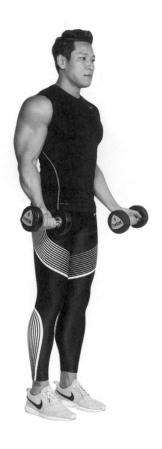

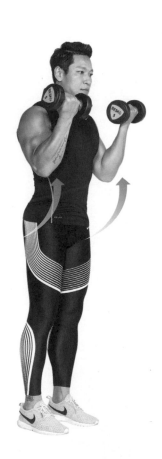

1 雙手舉啞鈴,雙腳張開至與肩同寬。

2 兩邊的啞鈴往肩膀拉,再次伸直手肘。

第3週 星期五 FRIDAY

登山式

運動次數	運動效果	運動部位
每組20秒 做4組	強化核心肌群,並提升心肺持久力。	全身

1 雙手扶長凳,做出伏地挺身姿勢後,一隻腳快速往胸口拉。

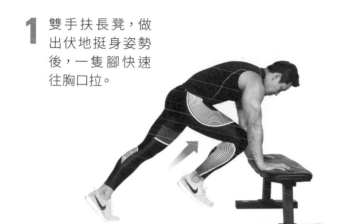

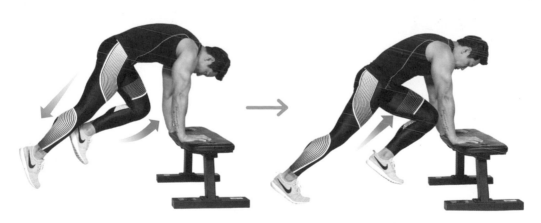

2 以雙臂支撐身體,像跑步一樣雙腳快速左右交叉動作。

4th WEEK
第4週運動法

從第4週起身體開始逐漸出現變化。如果堅持飲食管理和運動並行，肚子會非常明顯的縮進去，身體也會充滿活力。
這也是最艱難的時期，所以要更努力保持積極的心態。

注意事項

專注在每一個動作，集中感受運動的意義和快樂。不要因為無法馬上產生腹肌而氣餒，你的身體一定正在變得更敏捷、肌肉也變得更強壯！

運動重點

養成不掉以輕心、不漏做訓練的習慣很重要。
即使很忙，也要每天抽空30分鐘進行訓練。並且用照片記錄自己身體的變化。

運動計畫

星期	部位	項目	重量	1組次數	組數
星期一	胸	啞鈴臥推	10kg	15次	3
		啞鈴仰臥飛鳥	5~7kg	12次	4
		下斜伏地挺身	徒手運動	15次	3
	二頭肌	傳教士彎舉	3~5kg	20次	3
		啞鈴上斜彎舉	5kg	20次	3
星期二	背部	啞鈴上斜俯身划船	10~12kg	20次	4
		槓鈴俯身划船	20kg	15次	3
		背部伸展	徒手運動	15次	4
	三頭肌	彈力帶俯身三頭屈伸	彈力帶	20次	4
		啞鈴坐姿三頭伸展	10kg	15次	3
		反向撐體	徒手運動	15~20次	3
星期三	肩膀	啞鈴坐姿肩推	8kg	15次	3
		槓鈴前平舉	10kg	15次	3
		啞鈴俯身側平舉	3kg	15次	3
		啞鈴側平舉	5kg	15次	3
星期四	下半身	啞鈴前蹲	10kg	20次	4
		弓步蹲	徒手運動	15次	3
		啞鈴寬步深蹲	10kg	15次	3
		坐姿抬腿	徒手運動	20~30次	4
星期五	全身	深蹲跳	徒手運動	20次	3
		登山式	徒手運動	20次	3
		壺鈴擺盪	10kg	20次	3
		彈力帶反向飛鳥	彈力帶	20次	3
		棒式	徒手運動	40秒~1分鐘	4
		原地高抬腿	徒手運動	20秒	4

注意事項

❶ 重點放在關注身材的平衡、柔韌性、肌肉力量的變化。

❷ 每天實施不間斷。

❶ 波比跳 + 向外側踢
BURPEE TEST (BENCH) + OUTSIDE KICK

每組15次
做3組

參考
64p.

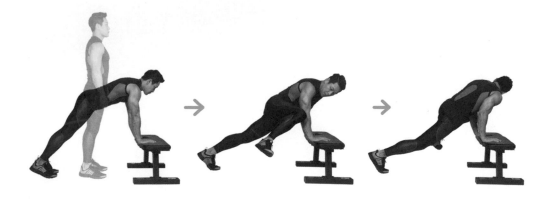

❷ 棒式
ELBOW PLANK (BENCH)

每組1分鐘
做3組

參考
72p.

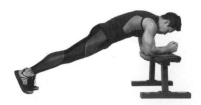

3 伏地挺身
PUSH-UP

每組15次
做3組

參考
78p.

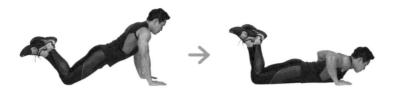

4 捲腹
CRUNCH

15~20秒
做3組

參考
81p.

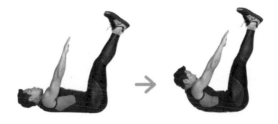

5 側捲腹
OBLIQUE CRUNCH

每組15次
做3組

參考
84p.

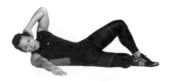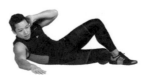

❻ 反向捲腹
LEG RAISE

每組15次 做3組　參考 85p.

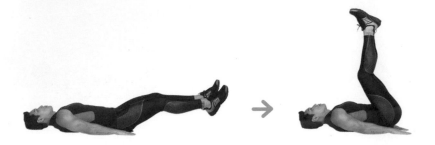

❼ 剪刀式踢腿
SCISSORS KICK

每組20次 做3組　參考 86p.

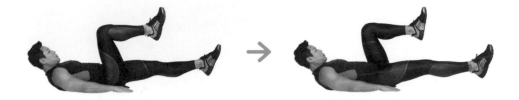

❽ 啞鈴側彎
SIDE BAND

每組20次 做3組　參考 87p.

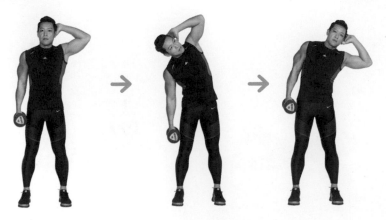

注意事項

❶ 做肩膀、胸部訓練前一定要做熱身動作，以減少疼痛、受傷、疲勞度。

❷ 穩定上下半身來進行熱身動作。

每個動作
20次
做2~3組

參考
56p.

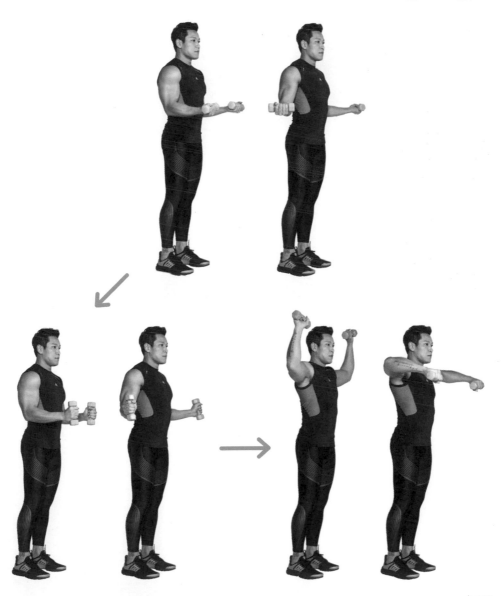

啞鈴臥推

運動次數	運動效果	運動部位
每組15次 做3組	啞鈴比槓鈴的肌肉啟動範圍大，可以讓更多的胸肌動起來。	胸

🔺 吸氣 ▼ 吐氣

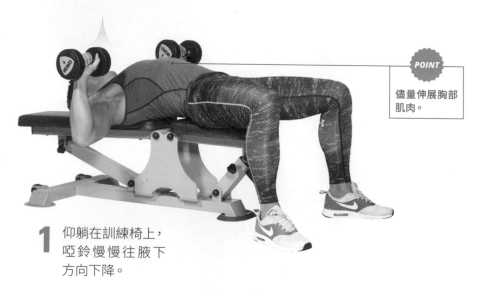

POINT

儘量伸展胸部肌肉。

1 仰躺在訓練椅上，啞鈴慢慢往腋下方向下降。

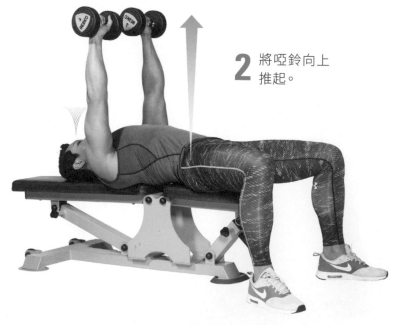

2 將啞鈴向上推起。

啞鈴仰臥飛鳥

運動次數	運動效果	運動部位
每組12次 4組	訓練位於胸大肌內深層的小肌群。	胸

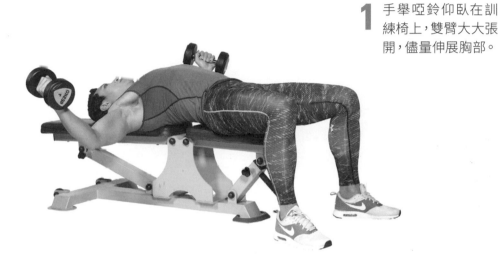

1 手舉啞鈴仰臥在訓練椅上，雙臂大大張開，儘量伸展胸部。

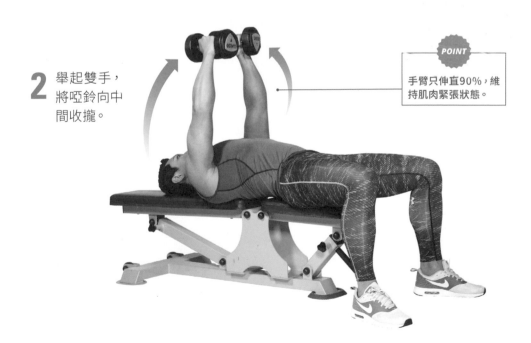

2 舉起雙手，將啞鈴向中間收攏。

POINT

手臂只伸直90%，維持肌肉緊張狀態。

下斜伏地挺身

運動次數	運動效果	運動部位
每組15次做3組	同時訓練胸部、肱三頭肌、肩膀肌肉。	胸

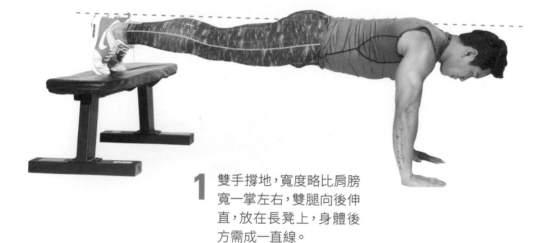

1 雙手撐地，寬度略比肩膀寬一掌左右，雙腿向後伸直，放在長凳上，身體後方需成一直線。

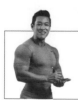

TIP

做下斜伏地挺身時，一定要保持身體直線，注意不要讓臀部向上抬起。

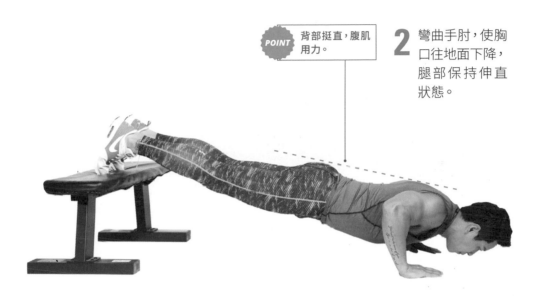

POINT 背部挺直，腹肌用力。

2 彎曲手肘，使胸口往地面下降，腿部保持伸直狀態。

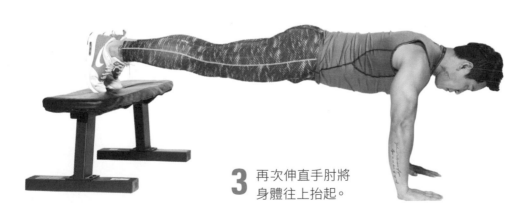

3 再次伸直手肘將身體往上抬起。

傳教士彎舉

運動次數	運動效果	運動部位
每組20次 做3組	針對打造肱二頭肌 的最佳動作。	二頭肌

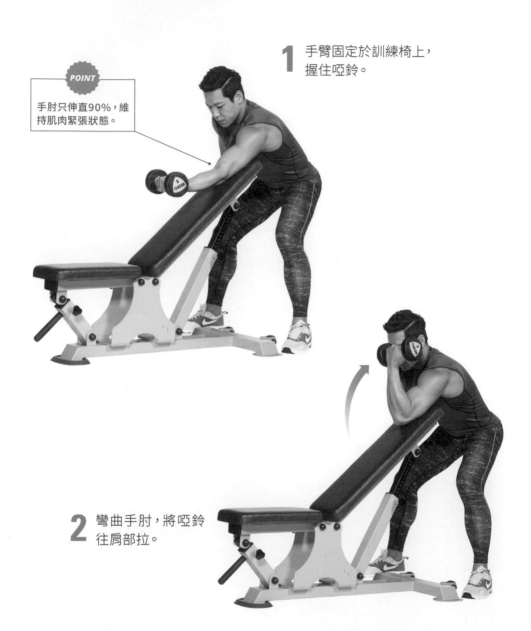

1 手臂固定於訓練椅上，握住啞鈴。

POINT

手肘只伸直90%，維持肌肉緊張狀態。

2 彎曲手肘，將啞鈴往肩部拉。

啞鈴上斜彎舉

運動次數	運動效果	運動部位
每組20次 做3組	同時增強肱二頭肌 和肩部肌肉。	二頭肌

1 背靠在傾斜45度的訓練椅上，雙手正握啞鈴，自然放於椅子兩側。

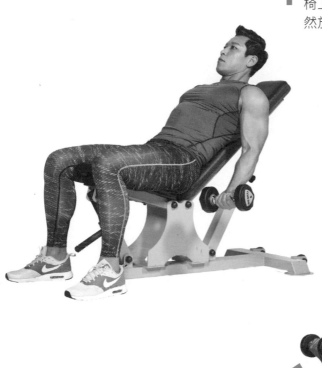

2 手肘位置固定，快速將啞鈴往上抬至肩部位置，接著慢慢下放啞鈴恢復成起始動作。

啞鈴上斜俯身划船

運動次數	運動效果	運動部位
每組20次 4組	去除背部贅肉，使肌肉線條更明顯。	**背部**

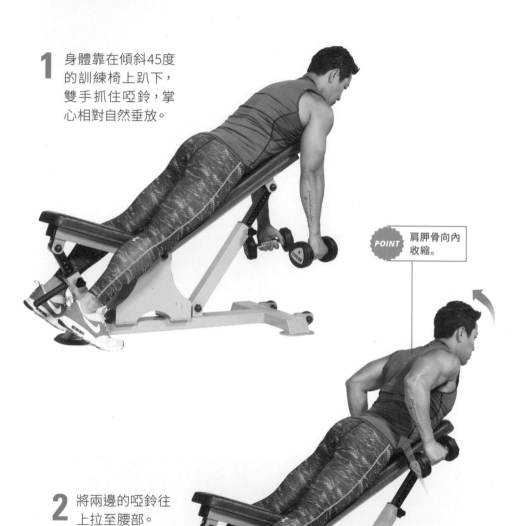

1 身體靠在傾斜45度的訓練椅上趴下，雙手抓住啞鈴，掌心相對自然垂放。

POINT 肩胛骨向內收縮。

2 將兩邊的啞鈴往上拉至腰部。

第4週
星期二
TUESDAY

槓鈴俯身划船

運動次數
每組15次
做3組

運動效果
根據上半身的傾斜度，能均勻地訓練整個背部肌群。

運動部位
背部

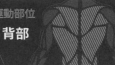

△吸氣　▽吐氣

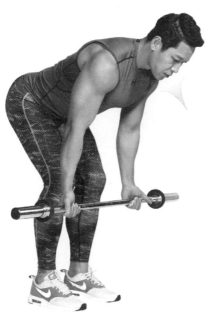

1 雙手握在槓鈴比骨盆寬5cm左右處，雙腳張開至與肩同寬，膝蓋微彎，上半身向前傾45度。

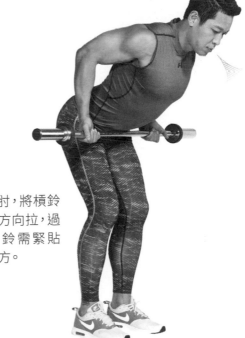

2 彎曲手肘，將槓鈴往肚臍方向拉，過程中槓鈴需緊貼大腿前方。

\179\

背部伸展

運動次數	運動效果	運動部位
每組15次 4組	強化豎脊肌。	背部

POINT 可以把腳固定在床等器材上。

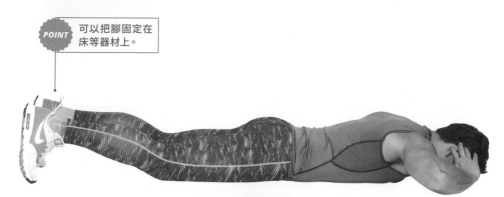

1 趴在地板上，雙手放在耳朵上。

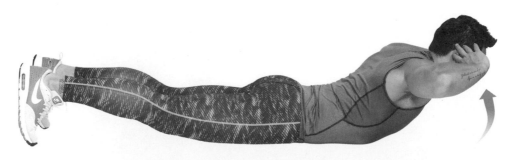

2 上半身用力抬起來，下半身固定不動。

第4週
星期二
TUESDAY

**彈力帶俯身
三頭屈伸**

運動次數	運動效果	運動部位
每組20次 4組	使肱三頭肌變得 更大更明顯。	**三頭肌**

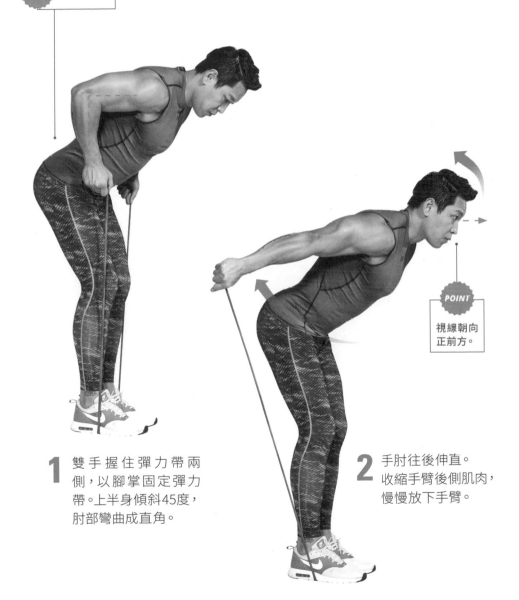

POINT 挺直脊椎。

POINT

視線朝向
正前方。

1 雙手握住彈力帶兩
側，以腳掌固定彈力
帶。上半身傾斜45度，
肘部彎曲成直角。

2 手肘往後伸直。
收縮手臂後側肌肉，
慢慢放下手臂。

➤吸氣 ◀吐氣

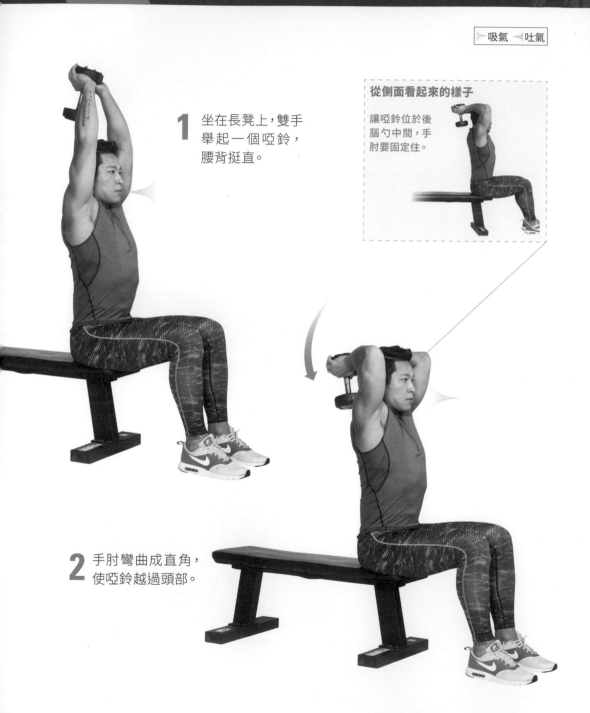

1 坐在長凳上，雙手舉起一個啞鈴，腰背挺直。

從側面看起來的樣子
讓啞鈴位於後腦勺中間，手肘要固定住。

2 手肘彎曲成直角，使啞鈴越過頭部。

反向撐體

運動次數	運動效果	運動部位
每組15~20次 做3組	不僅能刺激肱三頭肌，還能刺激肩膀、胸肌。	三頭肌

▷吸氣 ◁吐氣

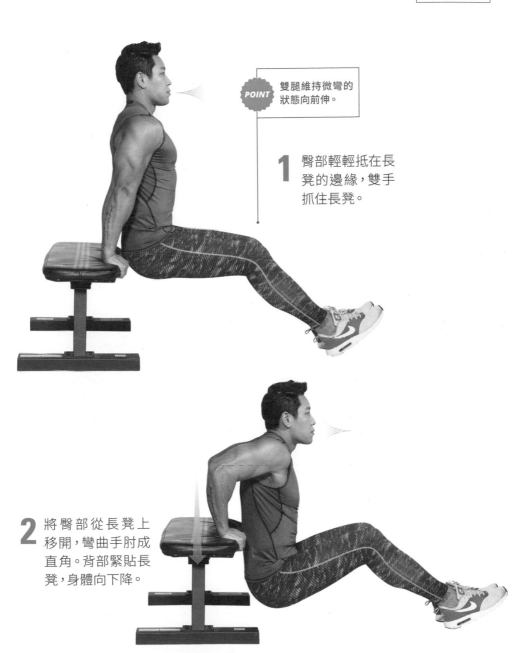

POINT 雙腿維持微彎的狀態向前伸。

1 臀部輕輕抵在長凳的邊緣，雙手抓住長凳。

2 將臀部從長凳上移開，彎曲手肘成直角。背部緊貼長凳，身體向下降。

第4週 星期三 WEDNESDAY

啞鈴坐姿肩推

運動次數	運動效果	運動部位
每組15次 做3組	訓練整個三角肌，打造更強壯的肩膀。	肩膀

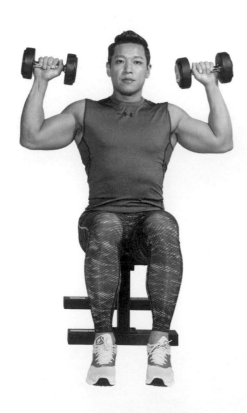

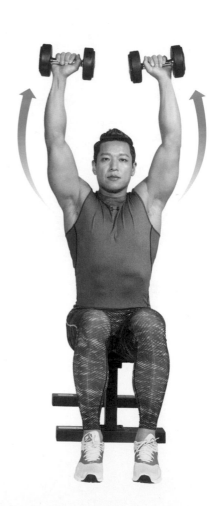

1 坐在長凳上，雙手握啞鈴，舉至耳朵兩側。

2 垂直上推啞鈴，此時手肘只需伸直90%左右。

槓鈴前平舉

運動次數	運動效果	運動部位
每組15次 做3組	可以特別強化 三角肌前束。	肩膀

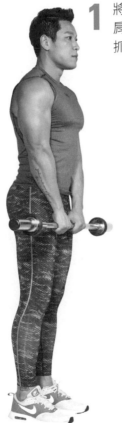

1 將雙腳張開至與肩同寬，以雙手抓住槓鈴中間。

POINT 手肘要稍微彎曲才不會受傷。

2 將槓鈴高舉至眼睛高度，緩慢放下維持肌肉的緊繃感。

啞鈴俯身側平舉

運動次數	運動效果	運動部位
每組15次做3組	可以完整刺激三角肌後束。	肩膀

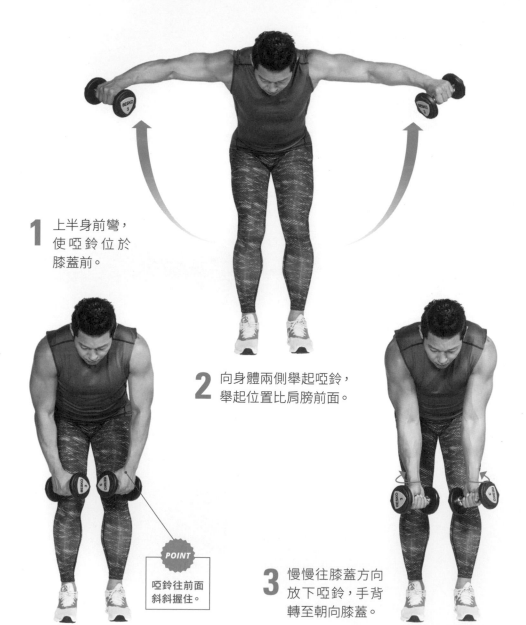

1 上半身前彎，使啞鈴位於膝蓋前。

2 向身體兩側舉起啞鈴，舉起位置比肩膀前面。

POINT

啞鈴往前面斜斜握住。

3 慢慢往膝蓋方向放下啞鈴，手背轉至朝向膝蓋。

第4週
星期三
WEDNESDAY

哑鈴側平舉

運動次數
每組15次
做3組

運動效果
加強三角肌中束，
使肩部更寬、肌肉
更飽滿。

運動部位
肩膀

POINT 抬起的角度
為肩膀往前
15度。

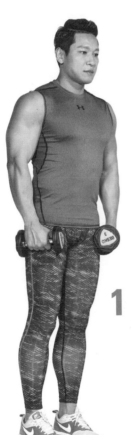

1 雙腳張開與
肩同寬，雙
手握哑鈴。

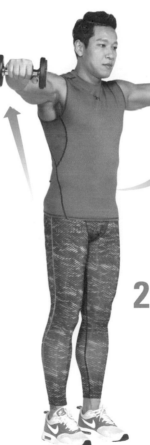

2 在挺胸的狀態
下，將哑鈴往身
體兩側舉起，約
到肩膀的高度即
可，接著再慢慢
放下哑鈴至起始
動作。

第4週
星期四
THURSDAY

啞鈴前蹲

運動次數
每組20次
做4組

運動效果
使臀部肌肉變得
有力量。

運動部位
下半身

1 雙手握啞鈴，
交叉成X字放
在肩膀上。

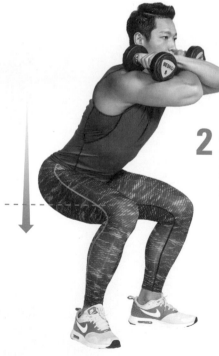

2 膝蓋慢慢彎曲
向後坐，使大
腿與地面保持
水平。

弓步蹲

運動次數	運動效果	運動部位
每組15次 做3組	打造下半身肌力 消除多餘贅肉。	下半身

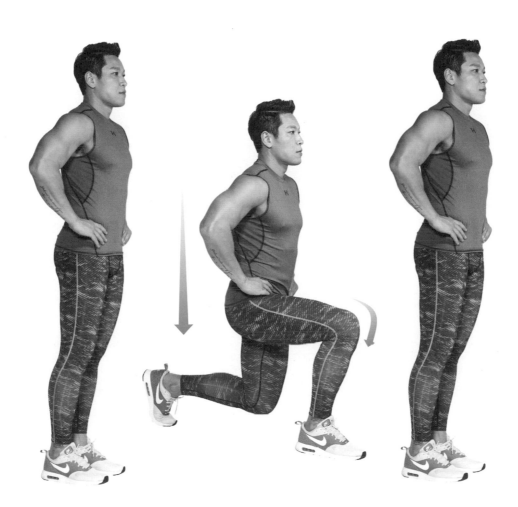

1 雙腿併攏站直，雙手叉腰。

2 一隻腳向前踩，膝蓋彎曲。同時彎曲後腳膝蓋成垂直，身體下壓。

3 再次伸直膝蓋站起來。另一側同樣重複步驟2。

啞鈴寬步深蹲

運動次數	運動效果	運動部位
每組15次 做3組	使大腿內側肌肉更 加強壯。	**下半身**

1 雙腳張開約為肩膀的1.5倍寬,以雙手抓握住啞鈴上方。

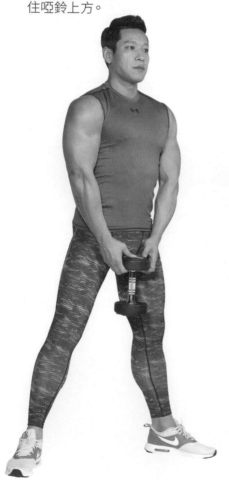

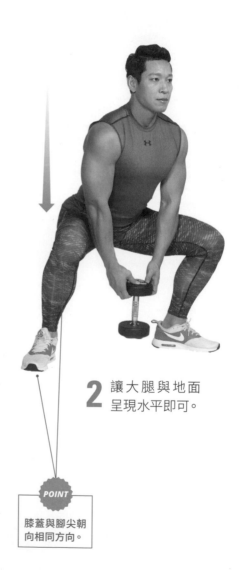

2 讓大腿與地面呈現水平即可。

POINT

膝蓋與腳尖朝向相同方向。

第4週
星期四
THURSDAY

坐姿抬腿

運動次數
每組20~30次
做4組

運動效果
強化大腿前側的
股四頭肌。

運動部位
下半身

➤吸氣 ◀吐氣

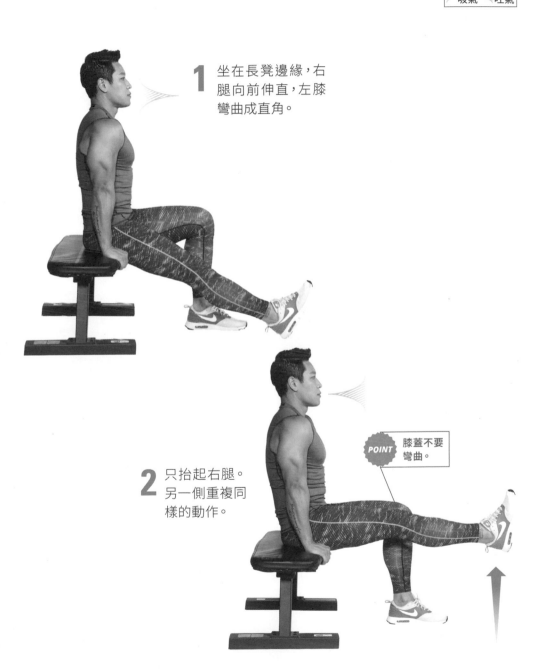

1 坐在長凳邊緣，右腿向前伸直，左膝彎曲成直角。

2 只抬起右腿。另一側重複同樣的動作。

POINT 膝蓋不要彎曲。

深蹲跳

運動次數	運動效果	運動部位
每組20次 做3組	培養下半身力量 和敏捷性。	全身

1 採取跟深蹲一樣動作，
讓大腿與手臂保持與
地面平行。

2 手臂向下擺動
時，臀部與大腿
將同時發力，讓
身體往上彈起。

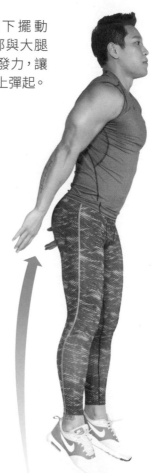
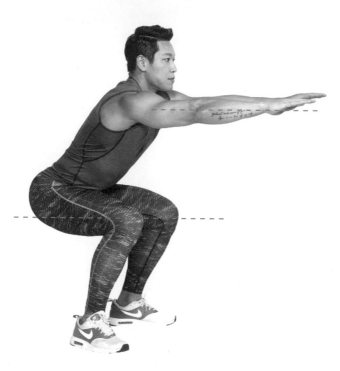

第4週
星期五
FRIDAY

登山式

運動次數
每組20次
做3組

運動效果
強化下半身肌力
和心肺耐力。

運動部位
全身

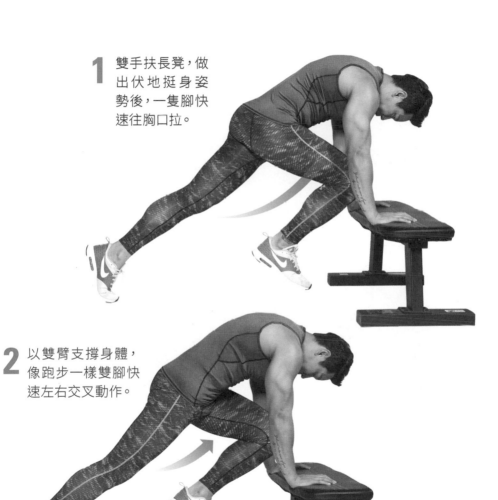

1 雙手扶長凳，做出伏地挺身姿勢後，一隻腳快速往胸口拉。

2 以雙臂支撐身體，像跑步一樣雙腳快速左右交叉動作。

第4週
星期五
FRIDAY

壺鈴擺盪

運動次數 每組20次 做3組

運動效果 強化肩部、手臂、核心肌肉。

運動部位 全身

1 雙腳張開與肩同寬，雙手握住壺鈴，膝蓋微彎，使壺鈴位於膝蓋之間的後方。

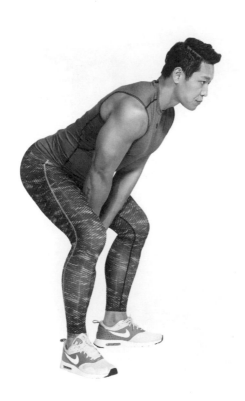

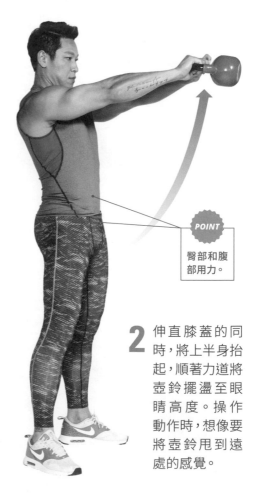

POINT

臀部和腹部用力。

2 伸直膝蓋的同時，將上半身抬起，順著力道將壺鈴擺盪至眼睛高度。操作動作時，想像要將壺鈴甩到遠處的感覺。

第4週
星期五
FRIDAY

彈力帶
反向飛鳥

運動次數	運動效果	運動部位
每組20次 做3組	對胸部、肩膀、手臂肌肉給予強烈刺激。	全身

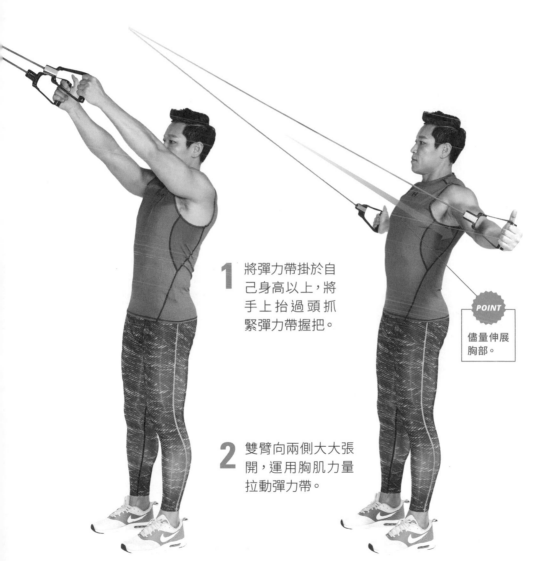

1 將彈力帶掛於自己身高以上，將手上抬過頭抓緊彈力帶握把。

POINT

儘量伸展胸部。

2 雙臂向兩側大大張開，運用胸肌力量拉動彈力帶。

第4週
星期五
FRIDAY

棒式

運動次數	運動效果	運動部位
40秒~1分鐘 做4組	打造結實的全身 肌肉。	**全身**

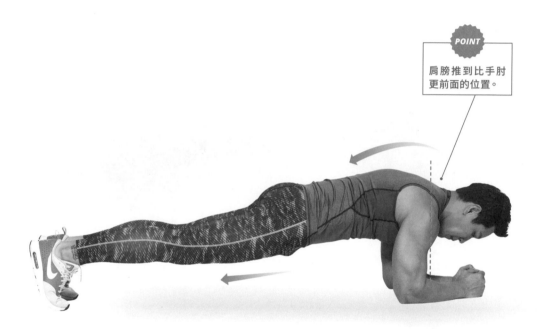

POINT

肩膀推到比手肘
更前面的位置。

1 雙手手肘抵在地
板上，雙腿向後
伸直。

2 微微收緊腹部，感
覺有點像把肚臍往
身體內部收緊，並
維持腹部的肌肉緊
繃感，保持這個姿
勢不動。

第4週
星期五
FRIDAY

原地高抬腿

運動次數	運動效果	運動部位
每組20次做4組	一口氣性刺激全身肌肉，培養敏捷性。	**全身**

1 正面看起來就像在跑步一樣，一隻腳往胸部方向拉高，並舉起反方向側的手臂。

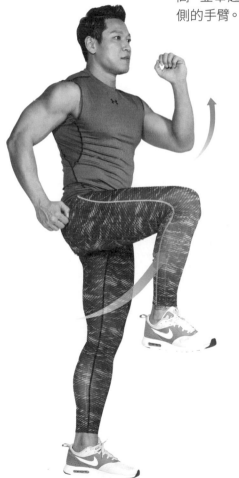

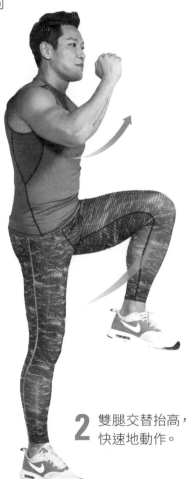

2 雙腿交替抬高，快速地動作。

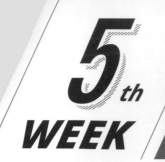

5th WEEK 第5週運動

運動目標

第5週的運動將逐漸提高重量和難度。專注於比之前更強
的肌肉刺激，以去除脂肪、養成肌肉的意念執行訓練
計畫。

注意事項

盲目增加訓練重量，很容易造成運動傷害。
要一步一步提高難度，以免對肌肉造成負擔。

運動重點

這是完成50%計畫的時期，自己也會感受到運動能力比
以前更加強化。這個階段提高訓練難度，將有助於提升
肌肉的力量與結實度。

運動計畫

星期	部位	項目	重量	1組次數	組數
星期一	胸	上斜伏地挺身	徒手運動	15~20次	3
		啞鈴仰臥拉舉	10kg	12~15次	3
		啞鈴仰臥飛鳥	5kg	15次	3
		彈力帶夾胸	彈力帶	20~30次	4
	二頭肌	彈力帶二頭彎舉	彈力帶	20~30次	3
		啞鈴上斜二頭肌彎舉	5kg	15~20次	4
星期二	背部	彈力帶俯身下拉	彈力帶	20次	4
		啞鈴單手划船	7kg	15次	3
		彈力帶坐姿划船	彈力帶	15~20次	4
	三頭肌	法式彎舉	10kg	15次	4
		槓鈴坐姿三頭伸展	7kg	15次	4
星期三	肩膀	啞鈴俯身側平舉	3kg	15次	4
		槓鈴坐姿肩推	10kg	12次	3
		啞鈴坐姿側平舉	4kg	20次	5
		啞鈴坐姿阿諾式肩推	8~12kg	12~15次	3
星期四	下半身	槓鈴深蹲	20~40kg	15次	4
		壺鈴寬步深蹲	10~15kg	15次	4
		階梯踏板側跳深蹲	徒手運動	20次	4
		階梯踏板橋式	徒手運動	20次	3
星期五	全身	超人式	徒手運動	20次	3
	腹肌	捲腹	徒手運動	20次	3
	全身	伏地挺身	徒手運動	15次	3
		登階高抬腿	徒手運動	15次	3
	腹肌	單車捲腹	徒手運動	20次	3
	三頭肌	立姿肩推＋三頭屈伸	8kg	15次	3

注意事項

❶ 實施更復雜、難度更高的動作，更平均的訓練到深層的肌肉群。

❷ 每天訓練不間斷。

❶ 波比跳+向外側踢+深蹲
BURPEE TEST(BENCH) + OUTSIDE KICK + SQUAT

 每組15次 做3組　 參考 66p.

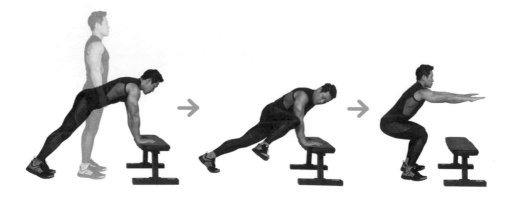

❷ 棒式
ELBOW PLANK(STEPBOX)

 每組1分鐘 做3組　 參考 73p.

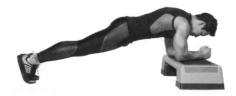

❸ 伏地挺身
PUSH-UP

每組 10~15次 做4組 ｜ 參考 79p.

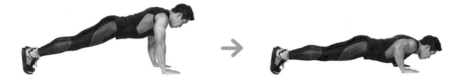

❹ 捲腹
CRUNCH

每組15次 做3組 ｜ 參考 82p.

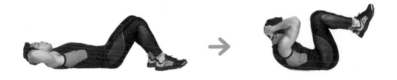

❺ 側捲腹
OBLIQUE CRUNCH

每組15次 做3組 ｜ 參考 84p.

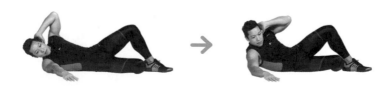

❻ 反向捲腹
LEG RAISE

每組15次
做3組

參考
85p.

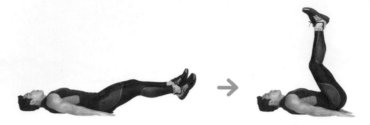

❼ 剪刀式踢腿
SCISSORS KICK

每組20次
做3組

參考
86p.

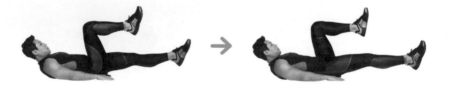

❽ 啞鈴側彎
SIDE BAND

每組20次
做3組

參考
87p.

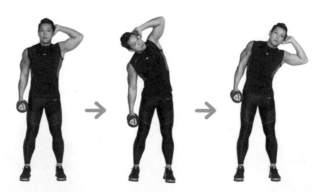

注意事項

❶ 做肩膀、胸部訓練前一定要做熱身動作，以減少疼痛、受傷和疲勞度。

❷ 穩定上下半身來進行熱身動作。

每個動作
20次
做2~3組

參考
56p.

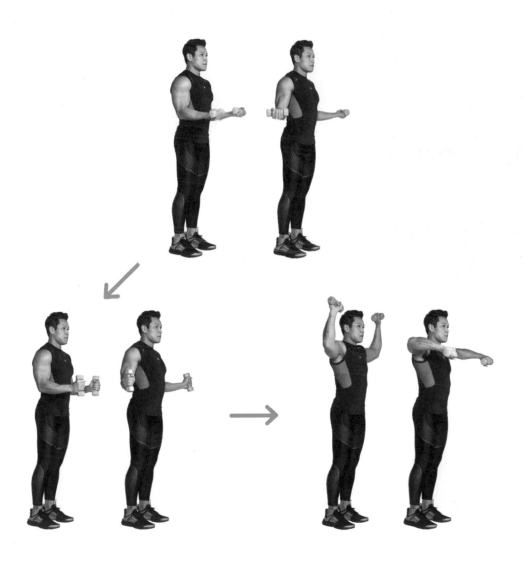

上斜伏地挺身

運動次數	運動效果	運動部位
每組 15～20次 做3組	同時訓練胸部和肩部肌群。	胸

Y 吸氣　人 吐氣

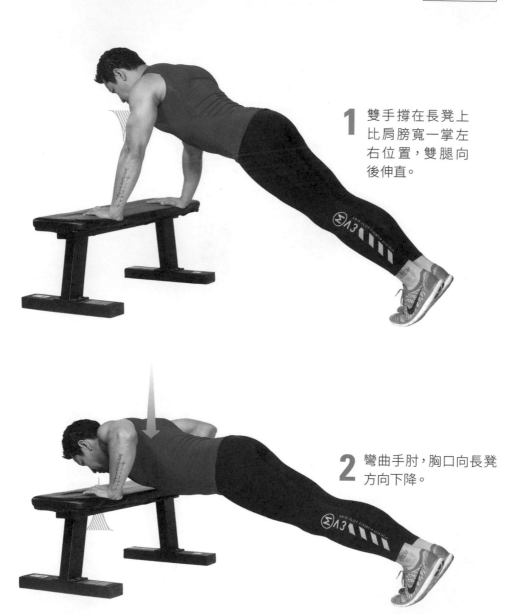

1 雙手撐在長凳上比肩膀寬一掌左右位置，雙腿向後伸直。

2 彎曲手肘，胸口向長凳方向下降。

運動次數	運動效果	運動部位
每組 12～15次 做3組	不僅可以訓練胸大肌群，還可以練到背闊肌	胸

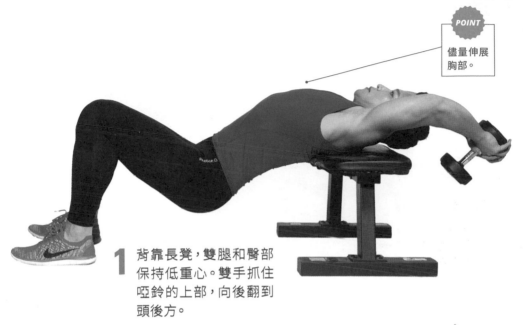

POINT

儘量伸展胸部。

1 背靠長凳，雙腿和臀部保持低重心。雙手抓住啞鈴的上部，向後翻到頭後方。

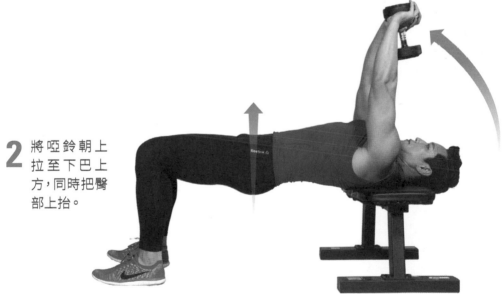

2 將啞鈴朝上拉至下巴上方，同時把臀部上抬。

第5週
星期一
MONDAY

啞鈴
仰臥飛鳥

運動次數 每組15次 做3組

運動效果 集中訓練胸部肌群。

運動部位 胸

⋏ 吸氣 ⊻ 吐氣

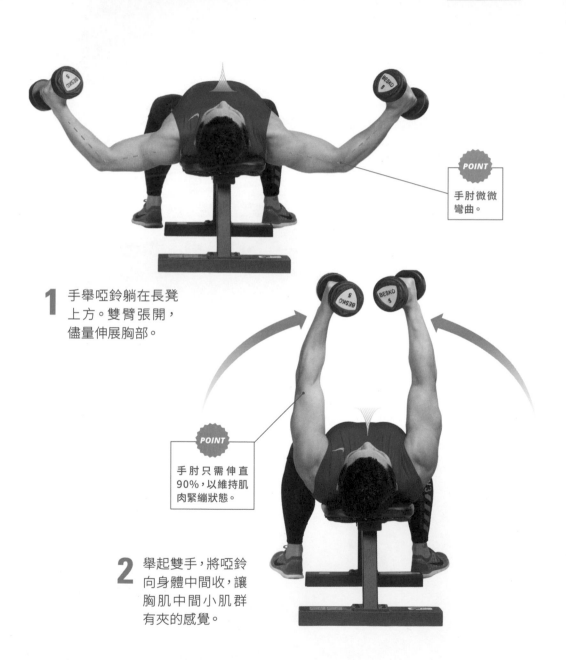

POINT
手肘微微彎曲。

1 手舉啞鈴躺在長凳上方。雙臂張開，儘量伸展胸部。

POINT
手肘只需伸直90%，以維持肌肉緊繃狀態。

2 舉起雙手，將啞鈴向身體中間收，讓胸肌中間小肌群有夾的感覺。

彈力帶夾胸

運動次數	運動效果	運動部位
每組20～30次做4組	使胸肌中線變得更加明顯飽滿。	胸

▷吸氣 ◁吐氣

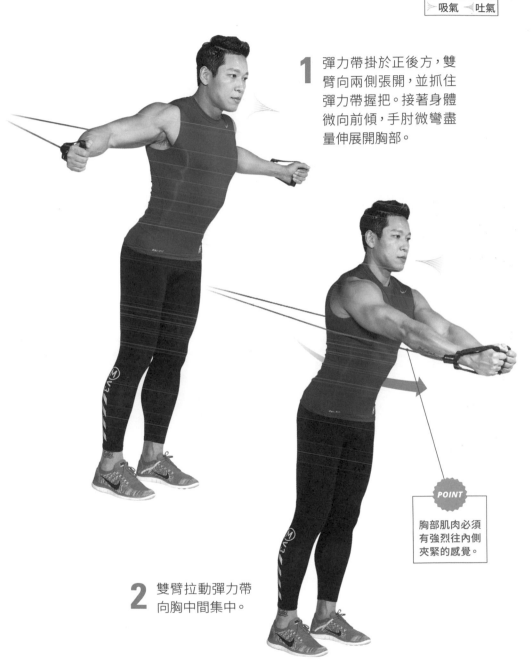

1 彈力帶掛於正後方，雙臂向兩側張開，並抓住彈力帶握把。接著身體微向前傾，手肘微彎盡量伸展開胸部。

POINT
胸部肌肉必須有強烈往內側夾緊的感覺。

2 雙臂拉動彈力帶向胸中間集中。

彈力帶 二頭彎舉

運動次數	運動效果	運動部位
每組 20～30次 做3組	使肱二頭肌變得更大與結實。	二頭肌

> 吸氣 吐氣

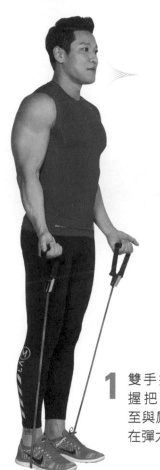

1 雙手握住彈力帶握把。雙腳張開至與肩同寬,並踩在彈力帶中間。

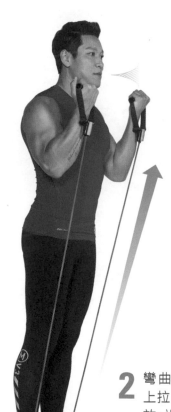

2 彎曲手肘雙手向上拉,再慢慢往下放,過程維持力道感受肌肉張力。

啞鈴上斜二頭彎舉

運動次數	運動效果	運動部位
每組 15～20次 做4組	同時增強肱二頭肌和肩部肌群。	二頭肌

△ 吸氣　▽ 吐氣

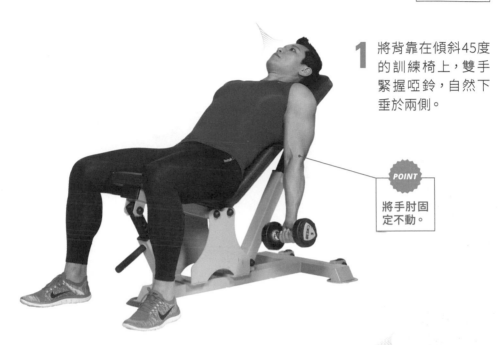

1 將背靠在傾斜45度的訓練椅上,雙手緊握啞鈴,自然下垂於兩側。

POINT

將手肘固定不動。

2 把啞鈴拉到肩膀前方。保持肱二頭肌緊張感,再慢慢放下啞鈴至起始動作。

第5週
星期二
TUESDAY

彈力帶
俯身下拉

運動次數
每組20次
做4組

運動效果
伸展整個背闊肌之外，
也能刺激肱三頭肌。

運動部位
背部

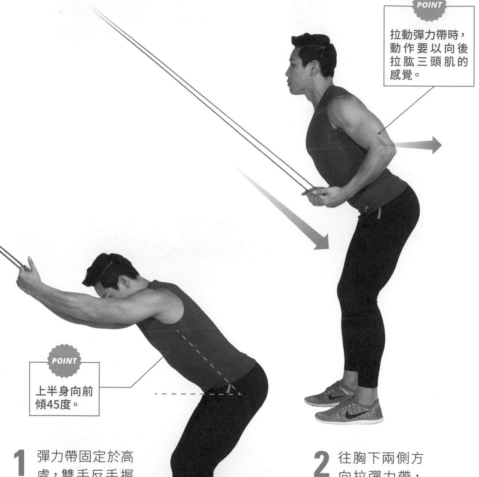

POINT

拉動彈力帶時，
動作要以向後
拉肱三頭肌的
感覺。

POINT

上半身向前
傾45度。

1 彈力帶固定於高
處，雙手反手握
彈力帶。

2 往胸下兩側方
向拉彈力帶，
拉的同時盡可
能挺胸。

第5週
星期二
TUESDAY

啞鈴
單手划船

運動次數
每組15次
做3組

運動效果
有效去除背部贅肉，讓
背部線條更加明顯。

運動部位
背部

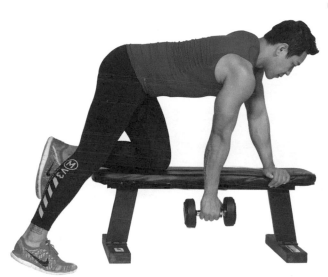

1 單手握啞鈴，另一側的手和膝蓋抵在長凳上，背部維持與地面平行。

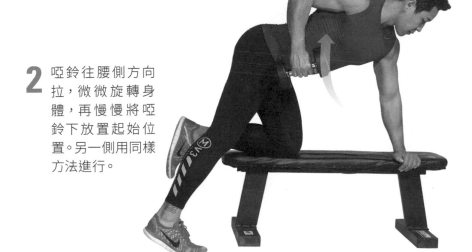

2 啞鈴往腰側方向拉，微微旋轉身體，再慢慢將啞鈴下放置起始位置。另一側用同樣方法進行。

彈力帶坐姿划船

運動次數	運動效果	運動部位
每組 15～20次 做4組	去除背部贅肉，強化背部肌力。	背部

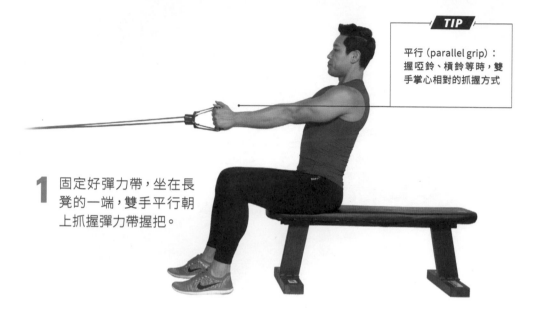

TIP

平行（parallel grip）：握啞鈴、槓鈴等時，雙手掌心相對的抓握方式

1 固定好彈力帶，坐在長凳的一端，雙手平行朝上抓握彈力帶握把。

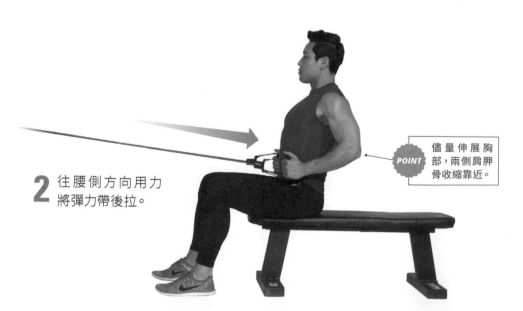

POINT 儘量伸展胸部，兩側肩胛骨收縮靠近。

2 往腰側方向用力將彈力帶後拉。

法式彎舉

運動次數	運動效果	運動部位
每組15次 做4組	集中訓練肱三頭肌。	三頭肌

︿吸氣 ﹀吐氣

1 躺在長凳上，平行握住啞鈴，手臂垂直向上舉。

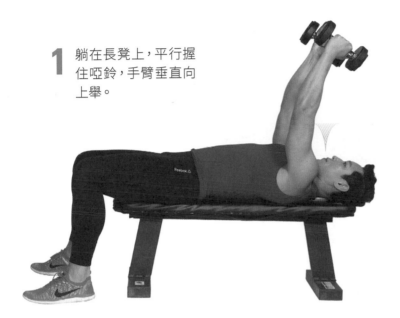

2 彎曲手肘，將啞鈴往額頭兩側下放。

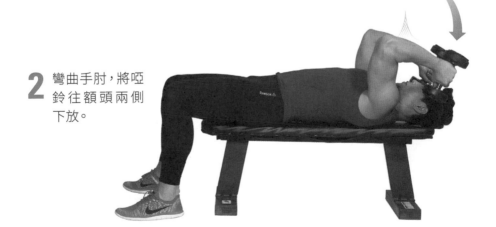

第5週
星期二
TUESDAY

槓鈴
坐姿三頭伸展

運動次數
每組15次
做4組

運動效果
訓練肱三頭肌。

運動部位
三頭肌

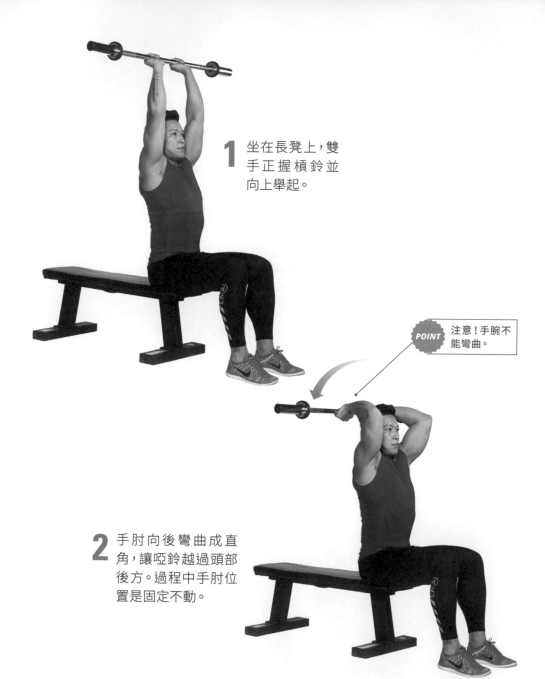

1 坐在長凳上，雙手正握槓鈴並向上舉起。

POINT 注意！手腕不能彎曲。

2 手肘向後彎曲成直角，讓啞鈴越過頭部後方。過程中手肘位置是固定不動。

運動次數	運動效果	運動部位
每組15次 做4組	可完整刺激三角肌 後束肌肉。	肩膀

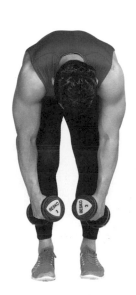

1 雙腿張開與肩同寬，雙手握住啞鈴，上半身前雙手自然下垂於小腿前方。

POINT 儘量減少肩胛骨夾的動作。

POINT 舉起角度略比肩膀位置前面一點。

2 雙臂往兩側向上抬起。

槓鈴坐姿肩推

運動次數	運動效果	運動部位
每組12次做3組	完整訓練三角肌群，能打造出更強壯的肩膀。	肩膀

▷吸氣 ◁吐氣

1 坐在長椅上，雙手握槓鈴舉到下巴高度。

從側面看的樣子

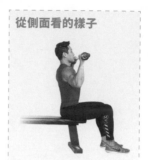

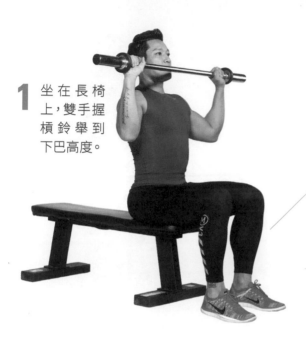

2 垂直向上推起槓鈴，同時保持肩膀肌肉的緊張感。

從側面看的樣子

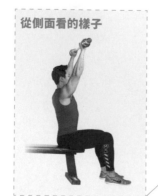

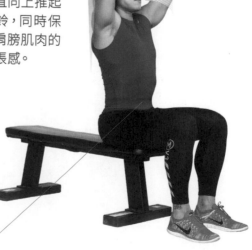

啞鈴 坐姿側平舉

運動次數	運動效果	運動部位
每組20次 做5組	強化三角肌中束，使肩膀更寬、肌肉更飽滿。	肩膀

▽ 吸氣　△ 吐氣

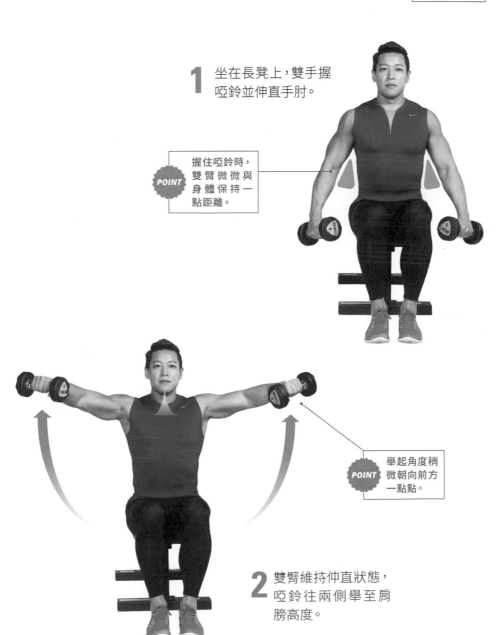

1 坐在長凳上，雙手握啞鈴並伸直手肘。

POINT 握住啞鈴時，雙臂微微與身體保持一點距離。

POINT 舉起角度稍微朝向前方一點點。

2 雙臂維持伸直狀態，啞鈴往兩側舉至肩膀高度。

啞鈴坐姿阿諾式肩推

運動次數	運動效果	運動部位
每組12～15次做3組	完整訓練整個三角肌群，打造更加強壯的肩膀。	肩膀

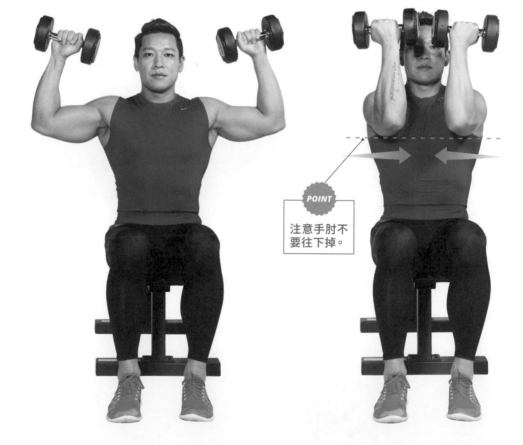

POINT

注意手肘不要往下掉。

1 坐在長凳上，雙手垂直舉起啞鈴，手肘彎曲成直角，啞鈴位置約在耳朵旁。

2 雙手手肘向前向中間收攏，啞鈴旋轉掌心朝向臉部。

POINT

手肘只需伸直約
90%左右。

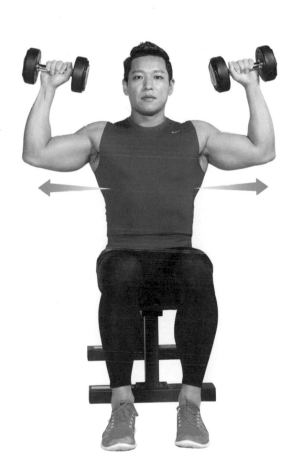

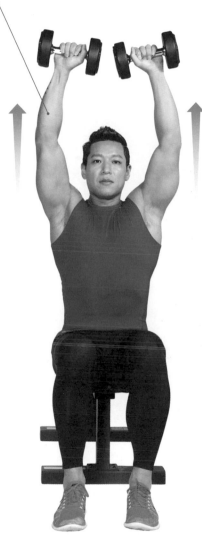

3 兩側手肘向外打開，回
復至步驟1的動作。

4 將啞鈴往上推起，
並盡量往中間靠。

第5週
星期四
THURSDAY

槓鈴深蹲

運動次數	運動效果	運動部位
每組15次做4組	有效訓練下半身肌群及提升核心穩定度。	下半身

1 以雙手舉起槓鈴，擺放於頸部後方。

2 臀部後推慢慢坐下，彎曲膝蓋使大腿與地面平行。

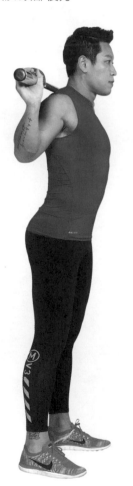

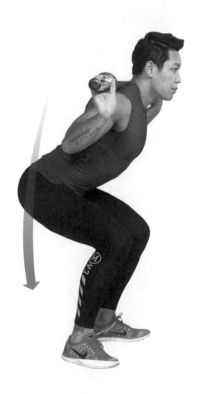

第5週
星期四
THURSDAY

壺鈴
寬步深蹲

運動次數	運動效果	運動部位
每組15次做4組	讓大腿內側肌肉變得結實。	下半身

1 雙腳張開略比肩膀寬1.5倍，雙手提起壺鈴。

2 臀部往後坐讓膝蓋慢慢向外彎曲，使大腿與地面平行。

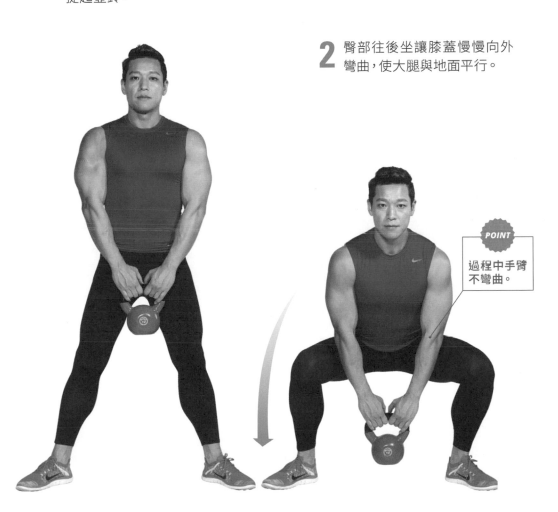

POINT

過程中手臂不彎曲。

階梯踏板 側跳深蹲

運動次數	運動效果	運動部位
每組20次 做4組	提升整個下半身肌力 和身體的敏捷性。	下半身

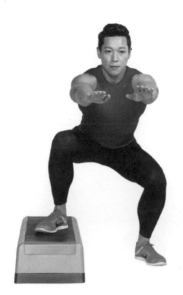

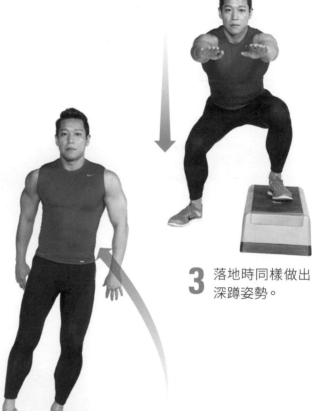

1 單腳踏在階梯踏板上，以深蹲姿勢作為預備動作。

2 用力往階梯踏板另一邊跳，以另一隻腳踩在階梯踏板上。

3 落地時同樣做出深蹲姿勢。

階梯踏板橋式

運動次數	運動效果	運動部位
每組20次 做3組	有效強化臀部肌群及股二頭肌、豎脊肌等。	下半身

POINT

手掌放至臀部兩側並緊貼地面。

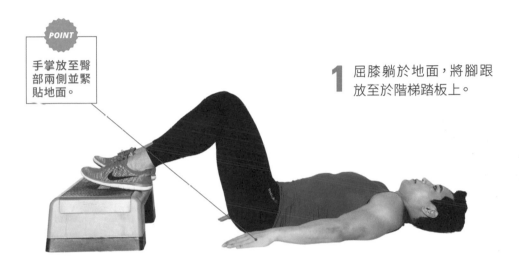

1 屈膝躺於地面,將腳跟放至於階梯踏板上。

POINT

為了避免姿勢跑掉,手臂和腳跟要確實固定。

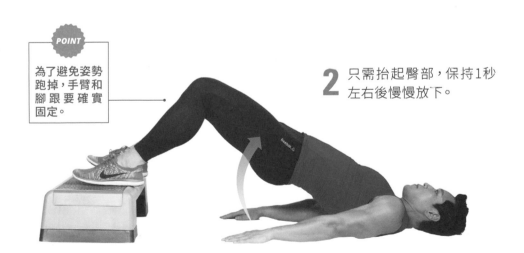

2 只需抬起臀部,保持1秒左右後慢慢放下。

超人式

運動次數	運動效果	運動部位
每組20次 做3組	同時強化背部與臀部肌群。	**全身**

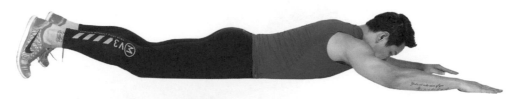

1 趴在地上，雙手向前延伸。

POINT 視線朝前看向指尖處。

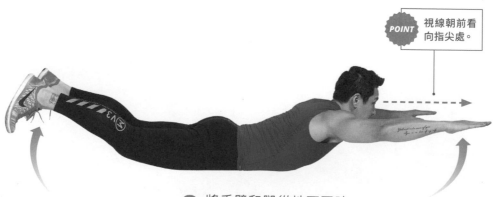

2 將手臂和腿從地面同時抬起。保持3～5秒（根據個人肌力調整）後，慢慢放下手臂和腿。

第5週
星期五
FRIDAY

捲腹

運動次數
每組20次
做3組

運動效果
讓腹肌變得更加
結實。

運動部位
腹肌

1 平躺地面，雙手伸直朝上，並彎曲膝蓋。

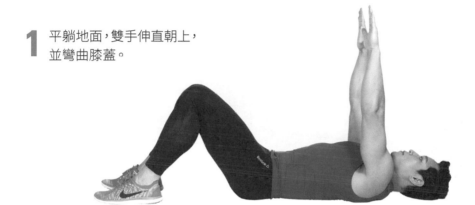

2 手放在膝蓋上，腹肌用力收縮讓肩部後方離地，保持靜止狀態1～5秒後，回復至起始動作。

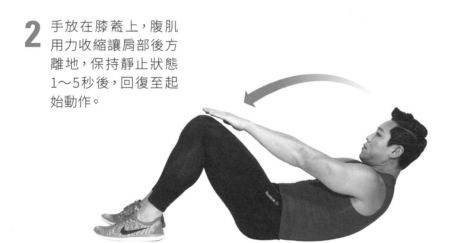

第5週
星期五
FRIDAY

伏地挺身

運動次數
每組15次
做3組

運動效果
同時訓練背部、胸部及手臂肌群。

運動部位
全身

▽ 吸氣　△ 吐氣

1 雙手掌撐地，雙手寬度比肩寬略寬一掌距離，雙腳往後伸直。

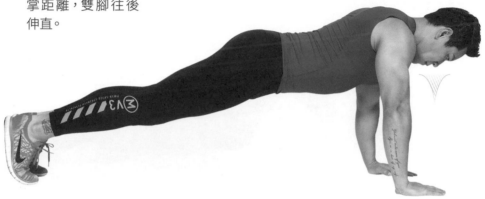

2 手肘彎曲成直角，讓胸部慢慢向下降至地面。

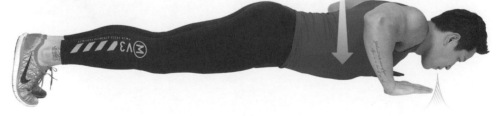

登階高抬腿

運動次數	運動效果	運動部位
每組15次 做3組	快速加強心肺與 肌耐力。	**全身**

1 採用立姿單腳踏在
階梯踏板上。

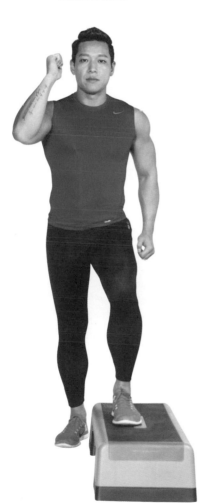

POINT

雙臂彎曲成L型，
自然前後擺動。

2 用力抬起腿部讓
大腿與地面平
行，接著快速交
換另一側，連續
動作如同原地高
抬腿一般。

單車捲腹

運動次數	運動效果	運動部位
每組20次 做3組	增強腹部內外斜肌力量。	腹肌

1 躺在地上右膝屈膝，左膝打直稍微抬離地面。扭轉上半身，使左手肘和右膝相觸。

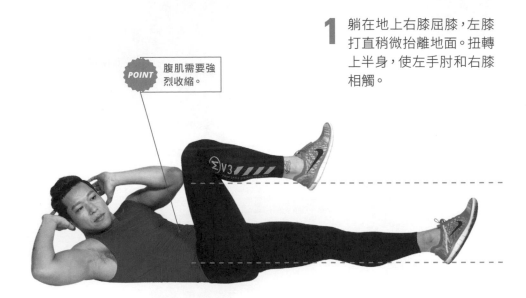

POINT 腹肌需要強烈收縮。

2 另一側也以同樣方法進行。

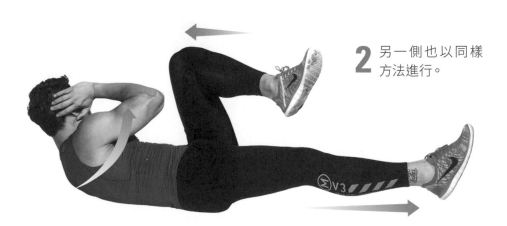

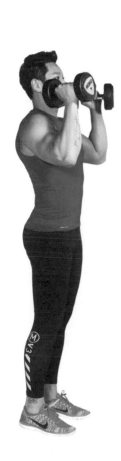
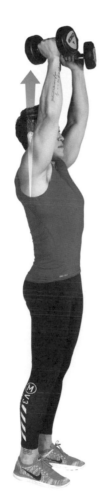
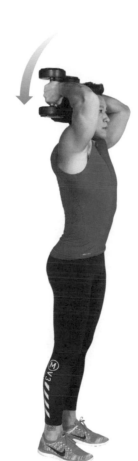
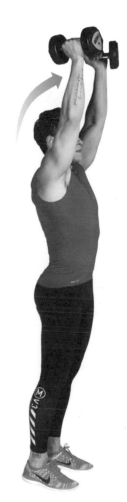

1 雙手舉起啞鈴，雙腳張至與肩同寬，再將啞鈴舉到下巴高度。

2 將啞鈴用力往上推。

3 彎曲手肘，把啞鈴垂至頭部後方。

4 再次伸直手肘，將啞鈴推至頭上。

6th WEEK

第6週運動

第6週讓我們來試試現有運動的變形動作吧！要知道只有增加訓練的重複次數，對培養肌力和肌肉量是沒有太多幫助，這週開始要進行有點難度的變形動作，慢慢提升肌肉的耐力。

注意事項

只訓練特定部位或一項肌群是一個嚴重的錯誤，我們要透過多樣的訓練動作，讓全身肌肉都能均勻發展。

運動重點

必須同時進行徒手訓練和器材式訓練，主要是培養出肌肉的均衡性、柔軟性和力量。另外，在提高訓練難度之前，你必須要隨時注意自己的身體狀態，千萬不要過度訓練。

運動計畫

星期	部位	項目	重量	1組次數	組數
星期一	胸	下斜伏地挺身	徒手運動	15次	3
		啞鈴臥推	20〜25kg	15次	3
		啞鈴仰臥飛鳥	6kg	15次	3
		窄距上斜伏地挺身	徒手運動	20〜30次	4
	二頭肌	傳教士彎舉	10kg	12次	4
		槓鈴彎舉＋抬手肘	10kg	15次	3
星期二	背	槓鈴俯身划船	15kg	15次	3
		彈力帶下壓	彈力帶	15次	3
		彈力帶俯身划船	彈力帶	20次	4
	三頭肌	槓鈴法式彎舉	5kg	15次	4
	胸	鑽石伏地挺身	徒手運動	12〜15次	3
星期三	肩膀	啞鈴坐姿側平舉	5kg	20次	4
		俯身側平舉	5kg	15次	4
		啞鈴坐姿阿諾式肩推	10kg	12次	3
		槓鈴頸後推舉	10kg	12次	3
星期四	下半身	槓鈴深蹲	20kg	10〜15次	4
		啞鈴原地弓步蹲	10kg	15次	4
		深蹲跳	徒手運動	20次	4
		啞鈴直腿硬舉	10〜20kg	15次	3
星期五	全身	火箭推	5kg	15次	3〜4
		波比跳	徒手運動	20次	3〜4
		登山式	徒手運動	15次	3〜4
	腹肌	進階反向捲腹	徒手運動	20次	3〜4
	全身	槓鈴硬舉＋俯身划船	10kg	15次	3〜4
		啞鈴側平舉＋弓步蹲	3kg	15次	3〜4

注意事項

❶ 注重培養全身力量和肌肉。
❷ 每天訓練不間斷。

❶ 波比跳＋向外踢＋深蹲
BURPEE TEST(STEPBOX) + OUTSIDE KICK + SQUAT

每組15次
做3組

參考
68p.

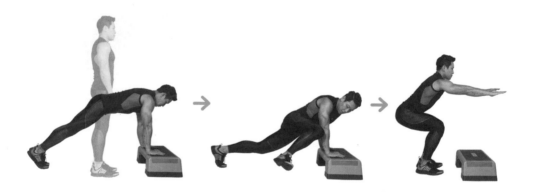

❷ 棒式
ELBOW PLANK(STEPBOX)

每組1分鐘
做3組

參考
73p.

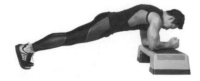

③ 伏地挺身
PUSH-UP

每組
10~15次
做4組

參考
79p.

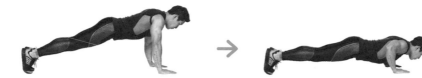

④ 捲腹
CRUNCH

每組15次
做3組

參考
82p.

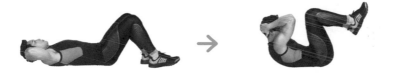

⑤ 側捲腹
OBLIQUE CRUNCH

每組15次
做3組

參考
84p.

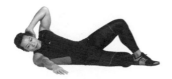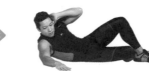

❻ 反向捲腹
LEG RAISE

每組15次
做3組

參考
85p.

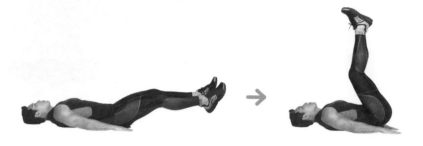

❼ 剪刀式踢腿
SCISSORS KICK

每組20次
做3組

參考
86p.

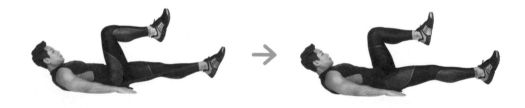

❽ 啞鈴側彎
SIDE BAND

每組20次
做3組

參考
87p.

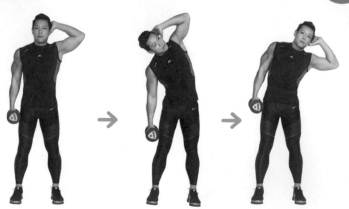

注意事項

❶ 做肩膀、胸部訓練前一定要做熱身動作，以減少疼痛、受傷和疲勞度。

❷ 穩定上下半身來進行熱身動作。

每個動作
20次
做2~3組

參考
56p.

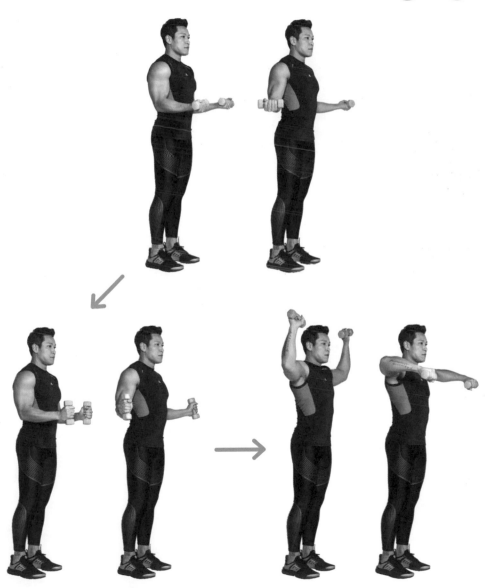

第6週
星期一
MONDAY

下斜
伏地挺身

運動次數
每組15次
做3組

運動效果
同時訓練胸部與
肩部肌群。

運動部位
胸

▽ 吸氣　▲ 吐氣

1 雙手撐地，寬度略比肩膀寬一掌左右，雙腿向後伸直，放在長凳上。

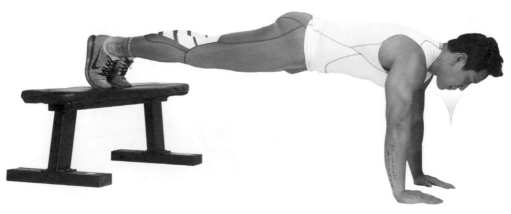

2 彎曲手肘，使胸口往地面下降。

啞鈴臥推

運動次數	運動效果	運動部位
每組15次 做3組	使整個胸肌更加 發達。	胸

人 吸氣 　▼ 吐氣

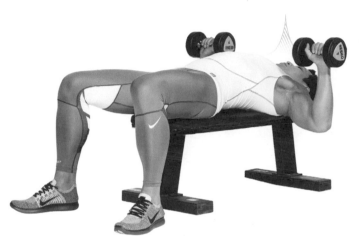

1 仰躺於長凳上，雙手握啞鈴放置於腋下兩側。

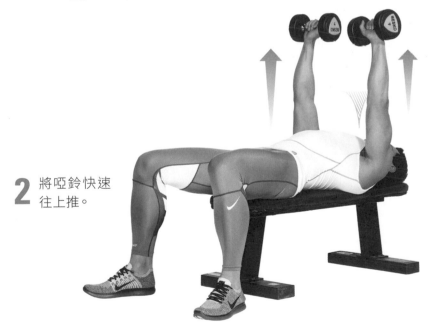

2 將啞鈴快速往上推。

⋀ 吸氣　⋁ 吐氣

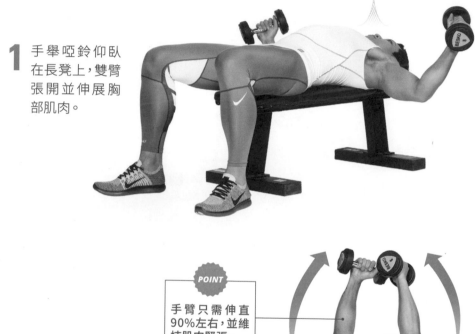

1 手舉啞鈴仰臥 在長凳上，雙臂 張開並伸展胸 部肌肉。

POINT

手臂只需伸直 90%左右，並維 持肌肉緊張。

2 舉起雙手，讓 啞鈴向胸部 中間收攏。

窄距上斜伏地挺身

運動次數	運動效果	運動部位
每組20～30次做4組	針對胸部上緣肌群進行強化。	胸

➤吸氣 ◄吐氣

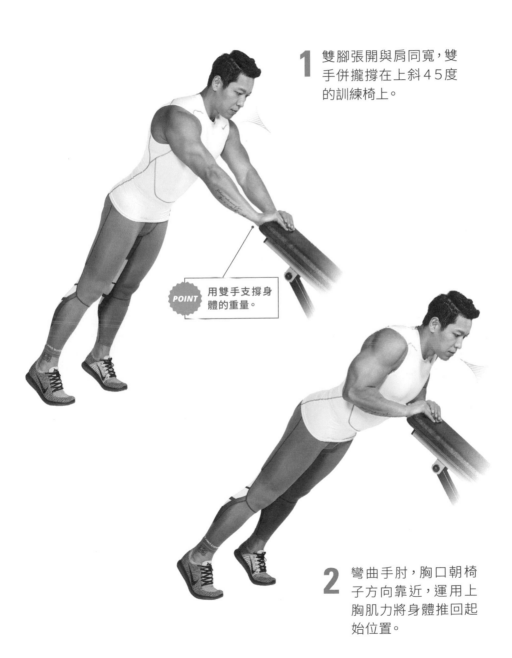

1 雙腳張開與肩同寬，雙手併攏撐在上斜45度的訓練椅上。

POINT 用雙手支撐身體的重量。

2 彎曲手肘，胸口朝椅子方向靠近，運用上胸肌力將身體推回起始位置。

傳教士彎舉

運動次數	運動效果	運動部位
每組12次做4組	讓肱二頭肌更加發達。	二頭肌

POINT

手肘只需伸直90%，維持肌肉緊繃。

1 手臂固定於上斜訓練椅上，單手握住啞鈴。

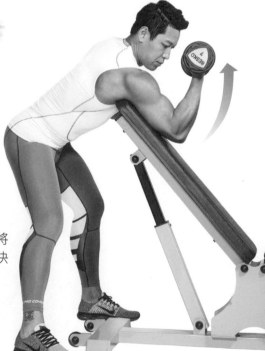

2 運用二頭肌力量將啞鈴往肩膀方向快速拉起。

第6週
星期一
MONDAY

槓鈴彎舉＋
抬手肘

運動次數	運動效果	運動部位
每組15次 做3組	強化肱二頭肌。	二頭肌

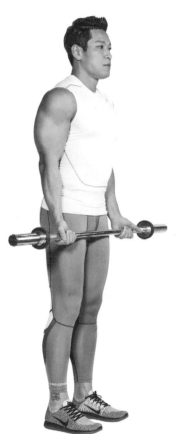
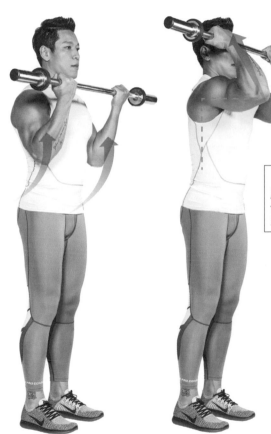
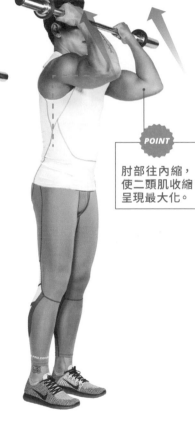

> **POINT**
> 肘部往內縮，
> 使二頭肌收縮
> 呈現最大化。

1 雙手握緊槓鈴，雙腳
站立張開與肩同寬。

2 往肩膀方向舉起
槓鈴。

3 手肘往上抬起
與身體呈90度
直角。

第6週
星期二
TUESDAY

槓鈴
俯身划船

運動次數	運動效果	運動部位
每組15次 做3組	根據上半身傾斜度,可以訓練完整背部肌群。	背部

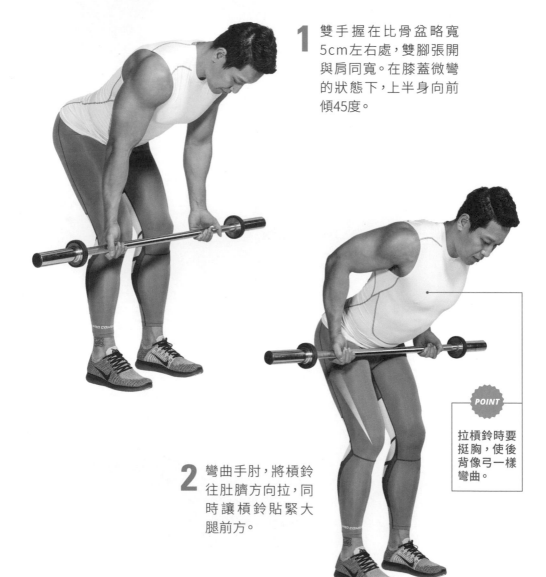

1 雙手握在比骨盆略寬5cm左右處,雙腳張開與肩同寬。在膝蓋微彎的狀態下,上半身向前傾45度。

2 彎曲手肘,將槓鈴往肚臍方向拉,同時讓槓鈴貼緊大腿前方。

POINT

拉槓鈴時要挺胸,使後背像弓一樣彎曲。

第6週
星期二
TUESDAY

彈力帶下壓

運動次數	運動效果	運動部位
每組15次做3組	有伸展整個背部的效果，也能刺激肱三頭肌。	背部

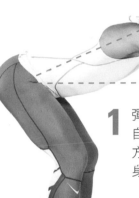

1 彈力帶固定在高於自己身高處，以正手方式握住握把，上半身向前傾45度。

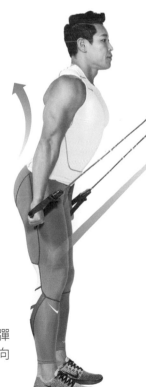

2 向臀部兩側拉彈力帶，同時抬頭向前挺胸。

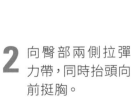

第6週
星期二
TUESDAY

彈力帶
俯身划船

運動次數	運動效果	運動部位
每組20次 做4組	根據上半身的傾斜度，可以訓練完整背部肌群。	背部

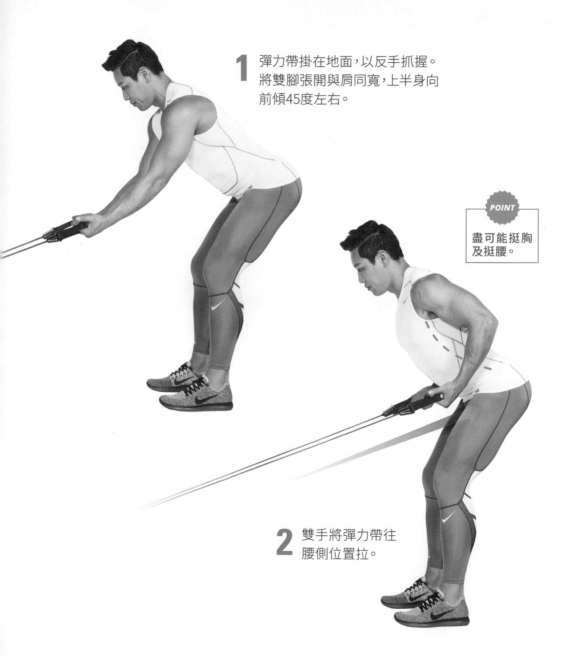

1 彈力帶掛在地面，以反手抓握。將雙腳張開與肩同寬，上半身向前傾45度左右。

POINT
盡可能挺胸及挺腰。

2 雙手將彈力帶往腰側位置拉。

第6週
星期二
TUESDAY

**槓鈴
法式彎舉**

運動次數	運動效果	運動部位
每組15次 做4組	集中訓練肱三頭肌。	**三頭肌**

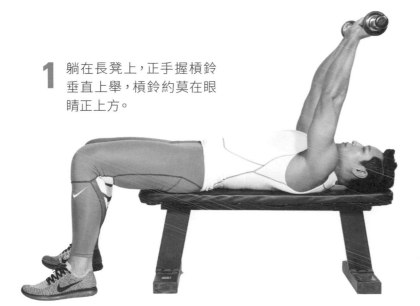

1 躺在長凳上，正手握槓鈴
垂直上舉，槓鈴約莫在眼
睛正上方。

2 彎曲手肘，讓
槓鈴往額頭方
向靠近。

第6週
星期二
TUESDAY

鑽石
伏地挺身

運動次數	運動效果	運動部位
每組 12～15次 做3組	比一般伏地挺身更能讓胸部肌肉集中並收攏。	胸

◁ 吸氣　▷ 吐氣

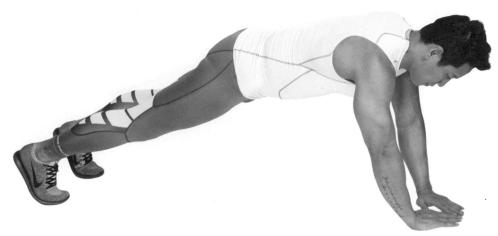

1 在基本伏地挺身姿勢下,將雙手手掌靠近做出三角形。

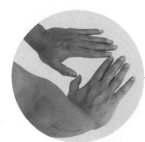

雙手拇指和食指對齊,形成三角形。

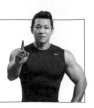

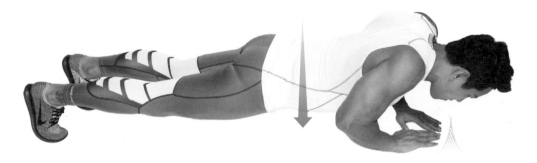

2 彎曲手肘，胸口
往地面下降。

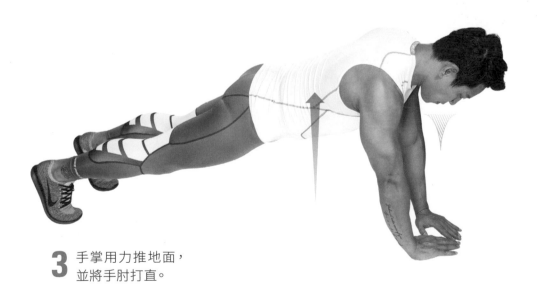

3 手掌用力推地面，
並將手肘打直。

第6週
星期三
WEDNESDAY

啞鈴坐姿
側平舉

運動次數	運動效果	運動部位
每組20次 做4組	強化三角肌中束 肌肉，使肩膀肌 肉更飽滿。	肩膀

◀吸氣 ◀吐氣

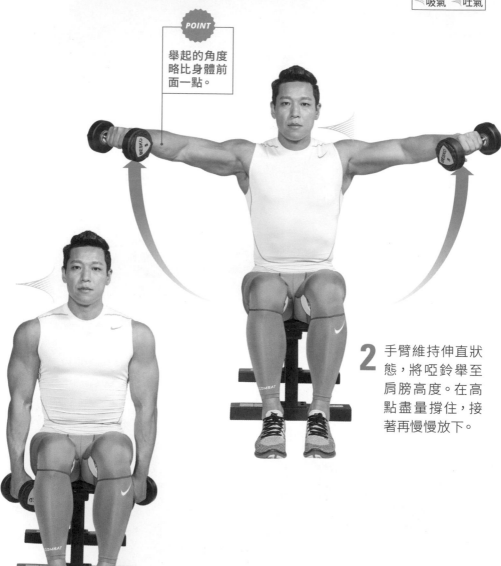

POINT
舉起的角度
略比身體前
面一點。

2 手臂維持伸直狀
態，將啞鈴舉至
肩膀高度。在高
點盡量撐住，接
著再慢慢放下。

1 坐在長凳上，雙手
握啞鈴並自然垂放
兩側。

第6週
星期三
EDNESDAY

俯身側平舉

運動次數	運動效果	運動部位
每組15次 做4組	可以有效刺激三角肌後束肌肉。	肩膀

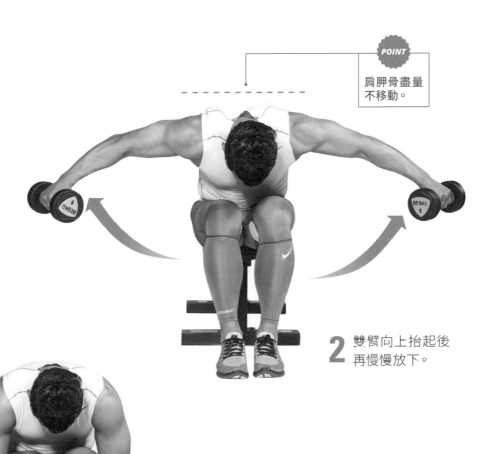

POINT

肩胛骨盡量不移動。

2 雙臂向上抬起後再慢慢放下。

1 坐在長凳上，雙手握啞鈴，上半身完全向前傾讓胸口碰到大腿。

啞鈴坐姿 阿諾式肩推

運動次數	運動效果	運動部位
每組12次 做3組	訓練整個三角肌群，打造更加強壯的肩部。	肩膀

握著啞鈴的掌心要朝向前方。

POINT

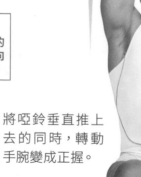

POINT

握著啞鈴的手背要朝向前方。

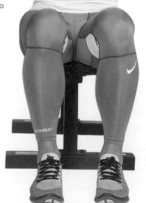

2 將啞鈴垂直推上去的同時，轉動手腕變成正握。

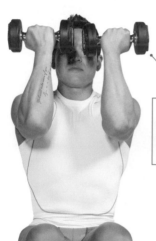

1 坐在長凳上，雙手反手握住啞鈴，手肘彎曲成90度，啞鈴放在眼睛高度。

第6週
星期三
EDNESDAY

槓鈴
頸後肩推

運動次數
每組12次
做3組

運動效果
訓練整個三角肌群。

運動部位
肩膀

吸氣　吐氣

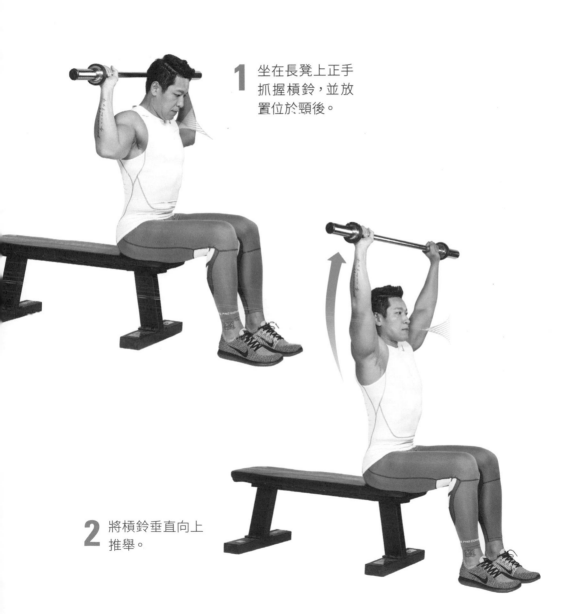

1 坐在長凳上正手抓握槓鈴,並放置位於頸後。

2 將槓鈴垂直向上推舉。

槓鈴深蹲

運動次數	運動效果	運動部位
每組 10～15次 做4組	完整訓練下半身肌群及核心肌群。	下半身

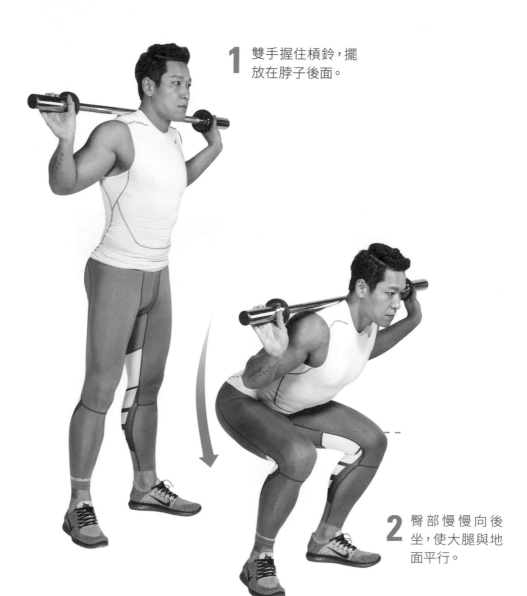

1 雙手握住槓鈴，擺放在脖子後面。

2 臀部慢慢向後坐，使大腿與地面平行。

啞鈴
原地弓步蹲

運動次數	運動效果	運動部位
每組15次 做4組	強化大腿和臀部 肌肉。	下半身

> 吸氣 ◁ 吐氣

1 雙腳成弓箭步
站立，腳尖朝
向前方，雙手
握啞鈴自然垂
於身體兩側。

2 後腳膝蓋垂直彎曲向下壓，
再伸直膝蓋站起來。另一側
也以同樣的方法進行。

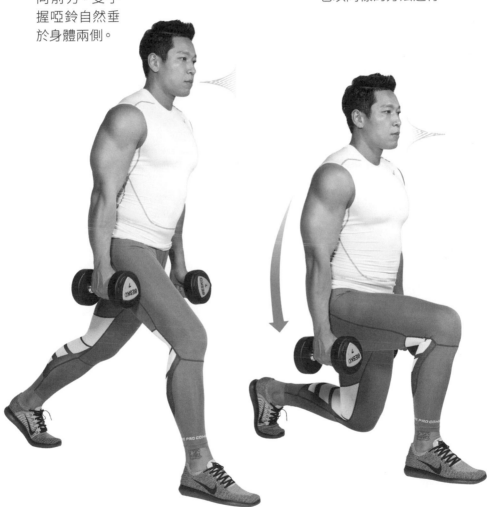

深蹲跳

運動次數	運動效果	運動部位
每組20次做4組	打造富有肌耐力的大腿。	下半身

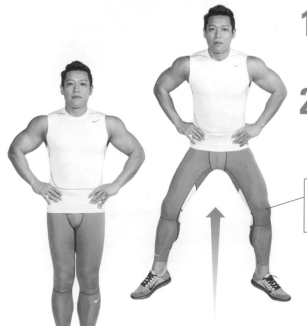

1 雙腳併攏手叉腰。

2 在原地跳躍的同時，將雙腳張開。

POINT
膝蓋微微彎曲。

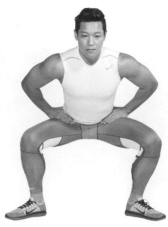

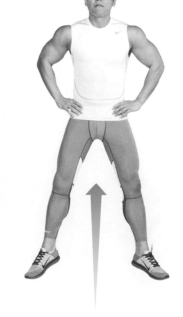

3 落地時雙手叉腰做出深蹲姿式。

4 雙手依然保持叉腰狀態，再往上跳躍。落地時雙腳併攏。

第6週
星期四
HURSDAY

啞鈴直腿硬舉

運動次數
每組15次
做3組

運動效果
使臀部、大腿後側
股二頭肌更發達。

運動部位
下半身

1 雙腳張開與肩同寬，雙手握住啞鈴。將啞鈴放於大腿前側背部挺直。

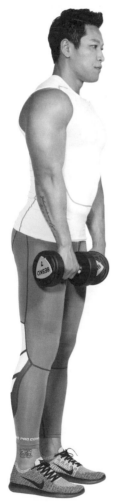

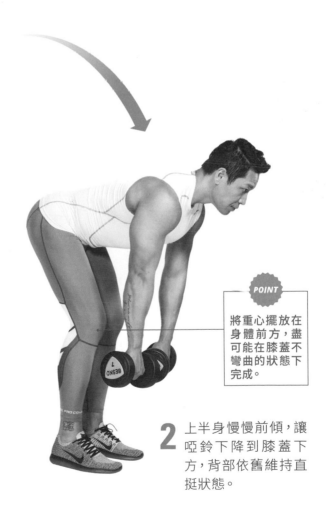

POINT

將重心擺放在身體前方，盡可能在膝蓋不彎曲的狀態下完成。

2 上半身慢慢前傾，讓啞鈴下降到膝蓋下方，背部依舊維持直挺狀態。

第6週
星期五
FRIDAY

火箭推

運動次數	運動效果	運動部位
每組15次 做3~4組	同時強化核心、三角 肌與下半身肌群。	全身

1 雙腳張開與肩同寬,將手肘彎曲成直角,雙手握啞鈴放在耳朵兩旁。

3 運用腿部及臀部力量站起,同時雙手將啞鈴向上推舉。

2 下半身做出深蹲動作,雙手與啞鈴維持原本的位置。

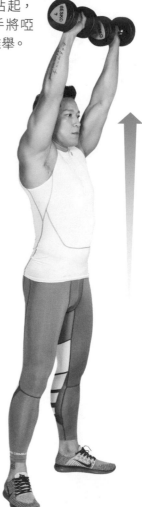

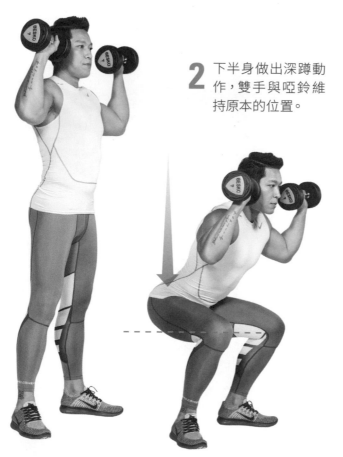

第6週
星期五
FRIDAY

波比跳

運動次數
每組20次
做3～4組

運動效果
有效強化全身耐力、
心肺耐力。

運動部位
全身

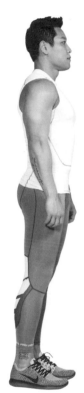

1 雙腳張開與肩同寬。

2 彎腰用雙手撐地。

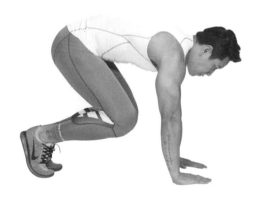

3 跳躍雙腿同時
向後伸直。再次
跳躍，雙腳同時
往身體方向拉，
並站起來回復
起始動作。

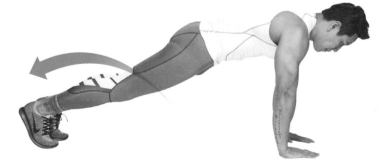

第6週
星期五
FRIDAY

登山式

運動次數
每組15次
做3～4組

運動效果
同時訓練手臂、臀部
與大腿肌肉。

運動部位
全身

1 雙手扶長凳,做出伏地挺身姿勢後,一隻腳快速往胸口抬。

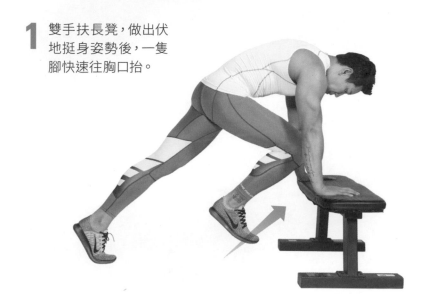

2 以雙臂支撐身體,像跑步一樣雙腳快速左右交叉動作。

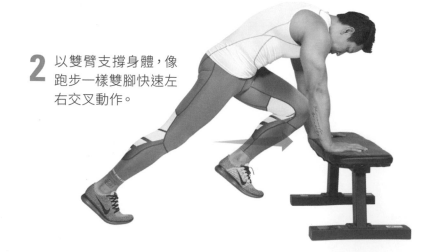

進階反向捲腹

運動次數	運動效果	運動部位
每組20次 做3～4組	增強腰部及核心 肌力。	腹肌

1 躺在長凳上，雙手抓住長凳前端。接著運用腹部肌力抬腿，膝蓋微微彎曲。

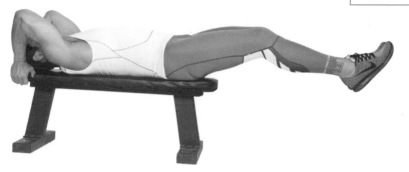

2 當腹肌出力腿往上抬時，骨盆抬起讓下背部距離凳子約10cm左右。接著維持腹部肌肉緊繃，再慢慢將腿放回原處。

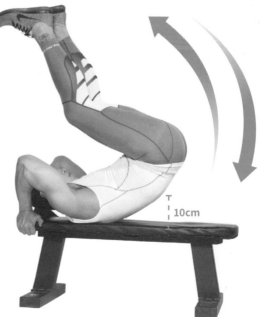

10cm

槓鈴硬舉＋俯身划船

運動次數	運動效果	運動部位
每組15次 做3～4組	能使背部和手臂 肌肉更加發達。	全身

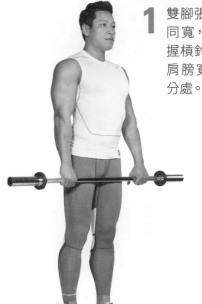

1 雙腳張開與肩同寬，雙手抓握槓鈴位置比肩膀寬約5公分處。

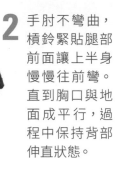

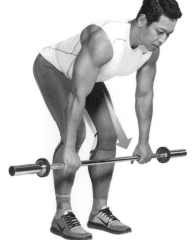

2 手肘不彎曲，槓鈴緊貼腿部前面讓上半身慢慢往前彎。直到胸口與地面成平行，過程中保持背部伸直狀態。

4 上半身和下半身皆不動，只有槓鈴往下再次慢慢回復成起始動作。

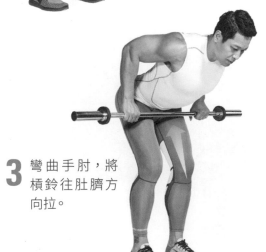

3 彎曲手肘，將槓鈴往肚臍方向拉。

第6週
星期五
FRIDAY

啞鈴側平舉＋
弓步蹲

運動次數	運動效果	運動部位
每組15次 做3～4組	訓練整個肩膀、手臂 與下半身肌群。	全身

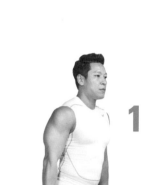

1 雙腳成弓箭步站立，腳尖朝向前方，雙手舉啞鈴。

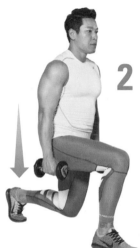

2 後腳膝蓋彎曲下壓。

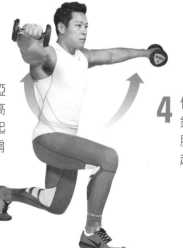

3 張開雙臂，將啞鈴舉至肩膀高度。同時，舉起的角度需略比肩膀前面一點。

4 慢慢放下啞鈴，並伸直膝蓋回復成起始動作。

7th
WEEK

第7週運動

運動目標

隨著身體變得結實，第7週是讓肌肉線條變明顯的重要時期。為了賦予自己能持續運動的動力，我們將專注於一些難度高的動作，並把重點放在提升肌耐力上。

注意事項

如果想讓產生變化的身體狀態長時間維持，就不要太過於著急，如何堅持運動下去就變得更加重要。這個階段請努力養成正確且良好的運動習慣。

運動重點

隨著變化訓練動作的數量增加，身體與肌肉將會需要強大的力量來承受。因此，這個階段就必須要集中精力做好每一個訓練動作，並遵守正確的飲食內容（食譜）。

運動計畫

星期	部位	項目	重量	1組次數	組數
星期一	胸	伏地挺身	徒手運動	20～30次	3
		啞鈴臥推＋夾胸	10kg	12～15次	4
		啞鈴仰臥拉舉	13kg	15次	3
		彈力帶夾胸	彈力帶	20～30次	4
	二頭肌	集中彎舉	3～5kg	12次	3
		上斜啞鈴錘式彎舉	5kg	15次	4
星期二	背	槓鈴硬舉	30kg	15～20次	4
		啞鈴俯身划船	10kg	20次	4
		彈力帶下壓	彈力帶	15次	3
		張臂背部伸展	徒手運動	15～20次	4
	三頭肌	啞鈴坐姿單臂屈伸	5kg	15次	3
		彈力帶下壓	彈力帶	20次	4
星期三	肩膀	彈力帶前平舉	彈力帶	20次	3
		彈力帶側平舉	彈力帶	20次	3
		俯身側平舉	4kg	15次	4
		啞鈴阿諾式肩推	10kg	15次	3
星期四	下半身	啞鈴前蹲	10kg	20次	3
		單腿硬舉	徒手運動	20次	3
		側弓步	徒手運動	20次	4
		深蹲跳	徒手運動	20次	4
星期五	全身	毛毛蟲式＋伏地挺身	徒手運動	12次	4
	肩膀	前平舉＋側平舉	3～5kg	15～20次	4
	腹肌	進階側捲腹	徒手運動	20～30次	4
	下半身	弓步下蹲	徒手運動	15次	4
	全身	蜘蛛人式伏地挺身	徒手運動	15次	3
	胸	窄距伏地挺身	徒手運動	15～20次	4

注意事項

❶ 因為增加了困難的動作，所以要隨時確認自己的身體狀態。

❷ 每天訓練不間斷。

❶ **手撐地波比跳＋向外側膝擊＋深蹲**
BURPEE TEST + OUTSIDE KICK + SQUAT

每組15次 做3組

參考 70p.

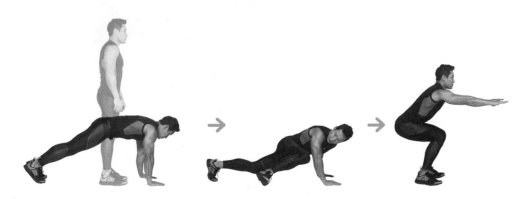

❷ **棒式**
ELBOW PLANK

每組1分鐘 做3組

參考 74p.

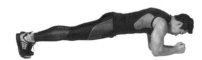

❸ 伏地挺身
PUSH-UP

每組 10~15次 做4組　參考 79p.

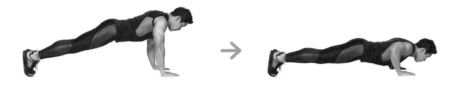

❹ 捲腹
CRUNCH

每組15次 做3組　參考 83p.

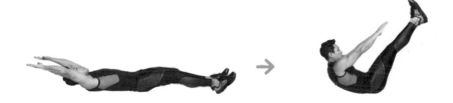

❺ 側捲腹
OBLIQUE CRUNCH

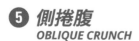
每組15次 做3組　參考 84p.

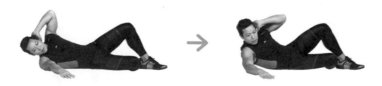

❻ 反向捲腹
LEG RAISE

每組15次
做3組

參考
85p.

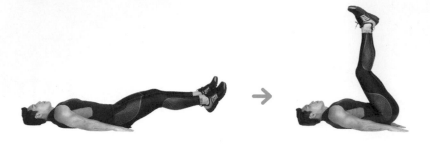

❼ 剪刀式踢腿
SCISSORS KICK

每組20次
做3組

參考
86p.

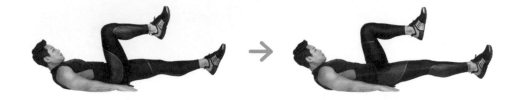

❽ 啞鈴側彎
SIDE BAND

每組20次
做3組

參考
87p.

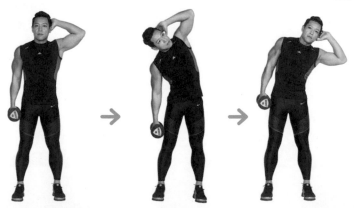

注意事項

❶ 做肩膀、胸部訓練前一定要做熱身動作，以減少疼痛、受傷和疲勞度。

❷ 穩定上下半身來進行熱身動作。

每個動作
20次
做2~3組

參考
56p.

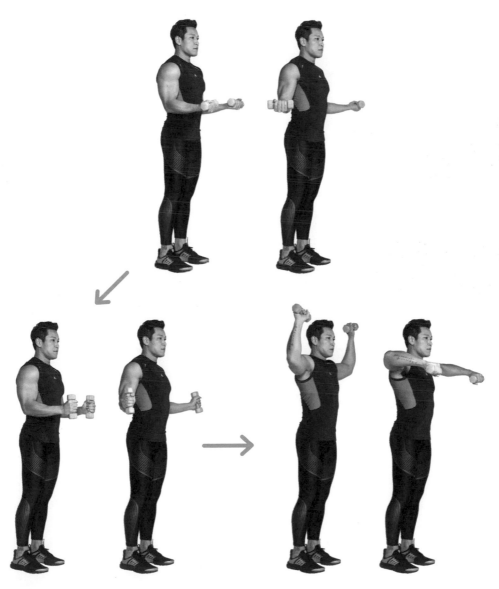

伏地挺身

運動次數	運動效果	運動部位
每組 20～30次 做3組	同時訓練胸部與肩部肌群。	胸

▽ 吸氣　△ 吐氣

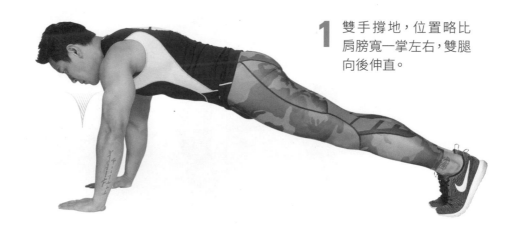

1 雙手撐地，位置略比肩膀寬一掌左右，雙腿向後伸直。

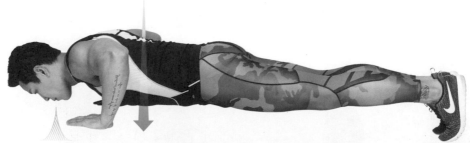

2 彎曲手肘，胸口朝地面下降。

啞鈴臥推＋夾胸

運動次數	運動效果	運動部位
每組 12～15次 做4組	強化胸部肌群厚度與線條。	胸

△ 吸氣　▽ 吐氣

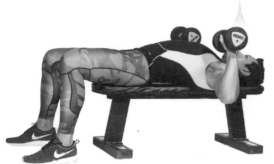

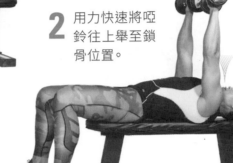

2 用力快速將啞鈴往上舉至鎖骨位置。

1 手舉啞鈴仰躺於長凳上，啞鈴約於胸部上方位置。

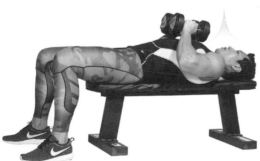

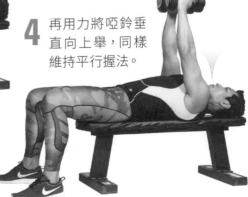

4 再用力將啞鈴垂直向上舉，同樣維持平行握法。

3 下降時轉為平行握法，將啞鈴慢慢往胸口處放。

第7週
星期一
MONDAY

啞鈴
仰臥拉舉

運動次數
每組15次
做3組

運動效果
同時訓練胸大肌和
背闊肌。

運動部位
胸

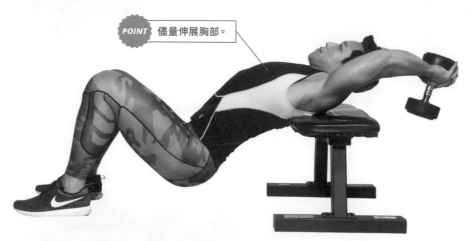

POINT 儘量伸展胸部。

1 背部靠在長凳邊緣,雙腿和臀部保持低重心。雙手抓啞鈴上端部位,將啞鈴越過頭部後方。

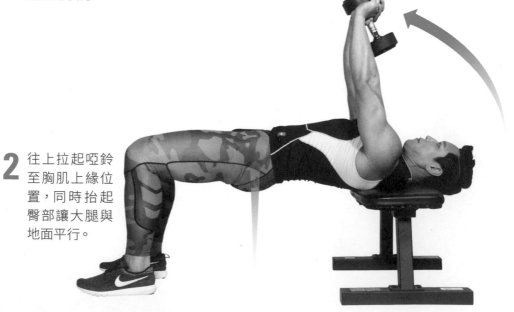

2 往上拉起啞鈴至胸肌上緣位置,同時抬起臀部讓大腿與地面平行。

彈力帶夾胸

運動次數	運動效果	運動部位
每組 20～30次 做4組	刺激胸大肌深層肌肉，讓肌肉線條更加明顯。	胸

➤ 吸氣　◄ 吐氣

1 將彈力帶掛於背部後方，雙手握住彈力帶握把並張開雙臂。上半身微微向前傾，手肘微彎伸展胸部肌肉。

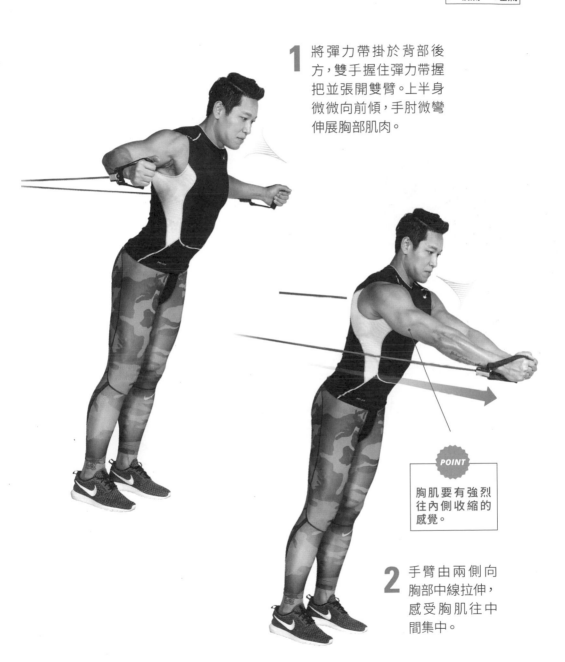

POINT

胸肌要有強烈往內側收縮的感覺。

2 手臂由兩側向胸部中線拉伸，感受胸肌往中間集中。

集中彎舉

運動次數	運動效果	運動部位
每組12次 做3組	使肱二頭肌更加 飽滿。	二頭肌

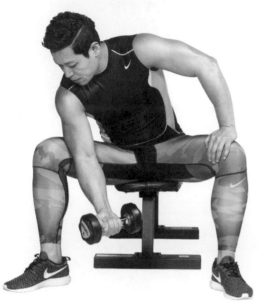

1 坐在長凳末端,將上臂後側靠於 大腿內側讓手臂自然下垂。

2 將啞鈴上舉,上臂靠 緊大腿內側不動,完 全收縮肱二頭肌。

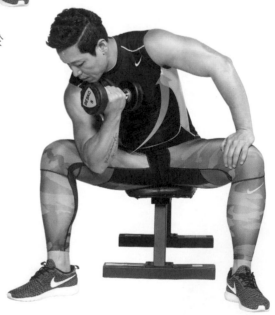

上斜啞鈴 錘式彎舉

運動次數	運動效果	運動部位
每組15次 做4組	同時訓練肱二頭肌 和肱橈肌。	二頭肌

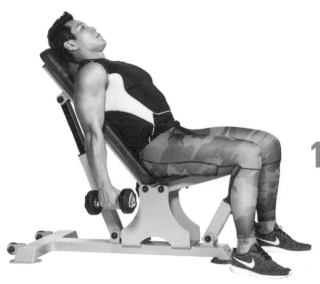

1 坐在上斜45度的 訓練椅上，雙手 握啞鈴自然下垂 於兩側。

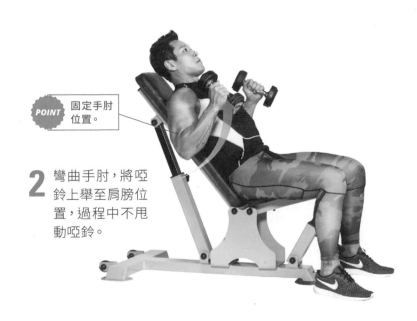

POINT 固定手肘 位置。

2 彎曲手肘，將啞 鈴上舉至肩膀位 置，過程中不甩 動啞鈴。

槓鈴硬舉

運動次數	運動效果	運動部位
每組 15〜20次 做4組	同時加強背部與臀部肌肉。	背部

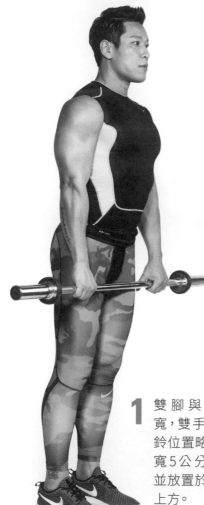

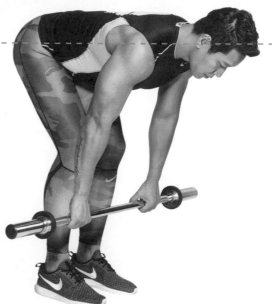

2 膝蓋不鎖死,屈髖將槓鈴降下維持核心穩定,以臀部為支點將上半身抬起。

1 雙腳與肩同寬,雙手握槓鈴位置略比肩寬5公分處,並放置於大腿上方。

啞鈴俯身划船

運動次數	運動效果	運動部位
每組20次做4組	根據上半身的傾斜度,訓練完整的背部肌群。	背部

▽吸氣 △吐氣

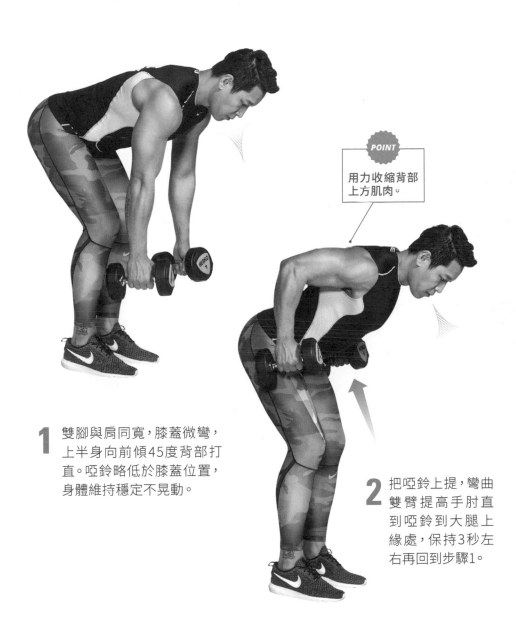

POINT
用力收縮背部上方肌肉。

1 雙腳與肩同寬,膝蓋微彎,上半身向前傾45度背部打直。啞鈴略低於膝蓋位置,身體維持穩定不晃動。

2 把啞鈴上提,彎曲雙臂提高手肘直到啞鈴到大腿上緣處,保持3秒左右再回到步驟1。

彈力帶下壓

運動次數	運動效果	運動部位
每組15次 做3組	有伸展整個背部的 效果，並能刺激肱 三頭肌。	背部

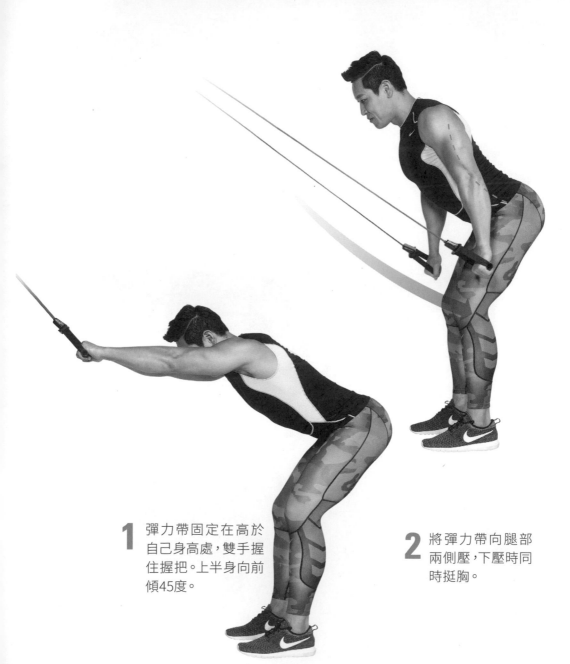

1 彈力帶固定在高於
自己身高處，雙手握
住握把。上半身向前
傾45度。

2 將彈力帶向腿部
兩側壓，下壓時同
時挺胸。

第7週
星期二
TUESDAY

張臂背部伸展

運動次數
每組
15～20次
做4組

運動效果
強化豎脊肌。

運動部位
背部

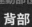

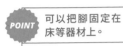

POINT 可以把腳固定在床等器材上。

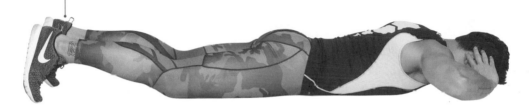

1 趴在地板上，雙手輕靠耳朵後方。

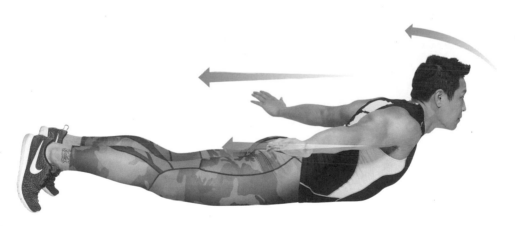

2 用背肌力量抬起上半身，同時手臂向後伸直，使背部肌肉進行強力收縮。

第7週 星期二 TUESDAY

啞鈴坐姿 單臂屈伸

運動次數	運動效果	運動部位
每組15次 做3組	使肱三頭肌的線條 更大更結實。	三頭肌

1 坐在長凳上，單手握啞鈴高舉過頭，用另一手至於身體前方維持穩定。

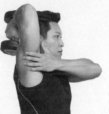

從側面看起來的樣子
啞鈴往另一側的耳朵後方落下。

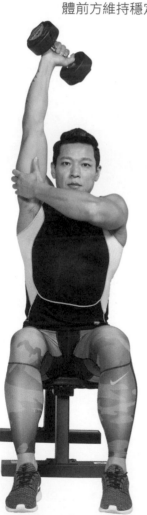

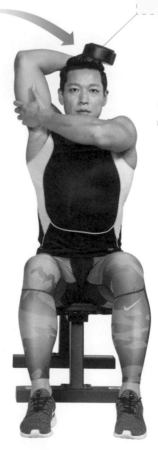

2 頭部下後方下放啞鈴，維持背部打直，在動作最低點停頓再回復至步驟1。

第7週
星期二
EDNESDAY

彈力帶下壓

運動次數
每組20次
做4組

運動效果
使肱三頭肌的線條
更加飽滿。

運動部位
三頭肌

POINT

拉動彈力帶時，順勢微微將上半身立起並伸展胸部。

1 彈力帶固定在比自己身高更高處，以正手方式握住握把。

2 伸直手肘，將彈力帶往身體方向壓。

彈力帶前平舉

運動次數	運動效果	運動部位
每組20次 做3組	使三角肌前束 更發達。	肩膀

➤ 吸氣 ◄ 吐氣

1 正手握住彈力帶握把，雙腳踩在彈力帶中間。

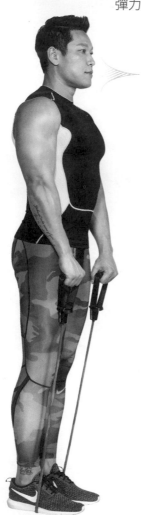

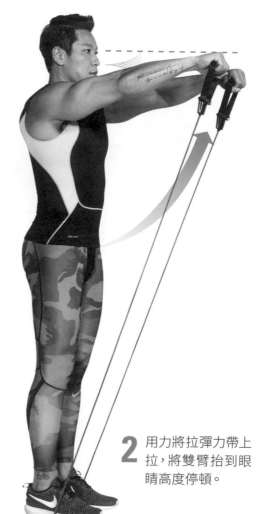

2 用力將拉彈力帶上拉，將雙臂抬到眼睛高度停頓。

彈力帶側平舉

運動次數	運動效果	運動部位
每組20次 做3組	強化三角肌中束,使肩膀更寬、更飽滿。	肩膀

> 吸氣　◄ 吐氣

1 正手抓住彈力帶握把,雙腳踩在彈力帶中間。

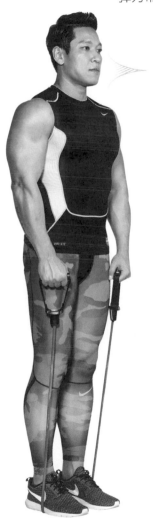

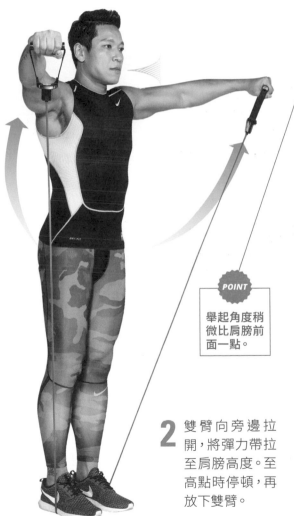

POINT

舉起角度稍微比肩膀前面一點。

2 雙臂向旁邊拉開,將彈力帶拉至肩膀高度。至高點時停頓,再放下雙臂。

第7週
星期三
WEDNESDAY

俯身側平舉

運動次數
每組15次
做4組

運動效果
可以完整刺激三角
肌後束。

運動部位
肩膀

POINT

讓肩胛骨動作
盡可能減少。

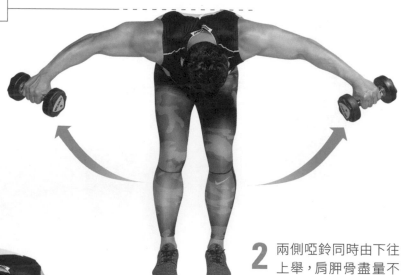

2 兩側啞鈴同時由下往
上舉,肩胛骨盡量不
向中間收縮。

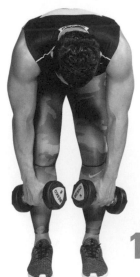

1 雙腳與肩同寬,身體前彎
背部盡量與地面平行,啞
鈴置於小腿前方。

啞鈴 阿諾式肩推

運動次數	運動效果	運動部位
每組15次做3組	訓練整個三角肌群,打造更加強壯的肩膀。	肩膀

2 邊旋轉手腕成正手握,順勢將啞鈴垂直向上推。

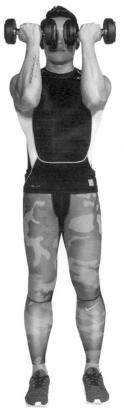

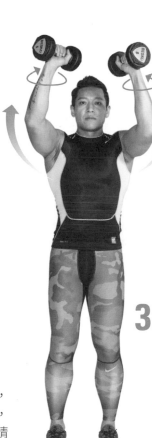

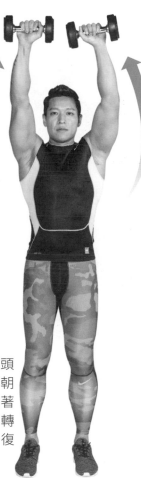

3 啞鈴舉過頭時,掌心會朝向前方。接著再次反向轉動手腕回復至步驟1。

1 雙腳與肩同寬,雙手反握啞鈴,把啞鈴放在眼睛正前方。

第7週
星期四
THURSDAY

啞鈴前蹲

運動次數　每組20次　做3組

運動效果　強化大腿肌肉力量。

運動部位　下半身

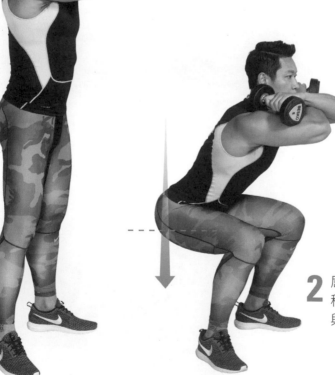

1 雙手握啞鈴，交叉成X字放在肩膀上。

2 屈膝下蹲臀部後移，下蹲至大腿與地面平行。

第7週
星期四
HURSDAY

單腿硬舉

運動次數
每組20次
做3組

運動效果
強化下半身肌群力
量與身體平衡力。

運動部位
下半身

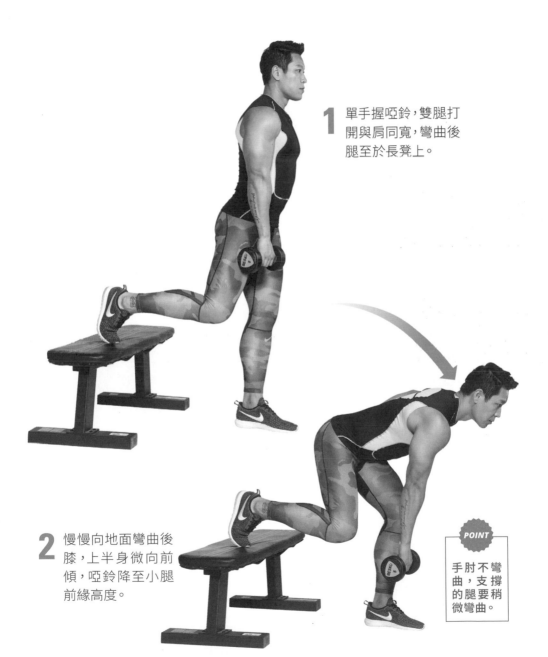

1 單手握啞鈴，雙腿打開與肩同寬，彎曲後腿至於長凳上。

2 慢慢向地面彎曲後膝，上半身微向前傾，啞鈴降至小腿前緣高度。

POINT
手肘不彎曲，支撐的腿要稍微彎曲。

側弓步

運動次數	運動效果	運動部位
每組20次 做4組	去除大腿上贅肉。	下半身

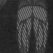

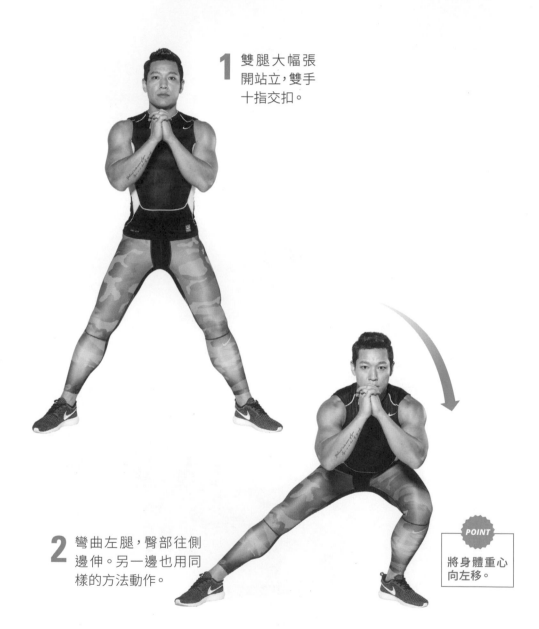

1 雙腿大幅張開站立,雙手十指交扣。

2 彎曲左腿,臀部往側邊伸。另一邊也用同樣的方法動作。

POINT
將身體重心向左移。

深蹲跳

運動次數	運動效果	運動部位
每組20次 做4組	打造富有力量的 大腿。	下半身

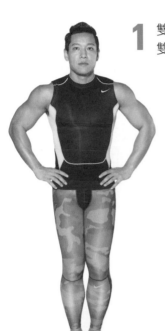

1 雙腳併攏，雙手叉腰。

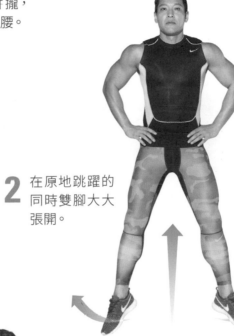

2 在原地跳躍的 同時雙腳大大 張開。

3 下半身成深蹲姿勢，膝蓋彎曲成直角後 再次跳躍。雙腳併 攏落地。

第7週
星期五
FRIDAY

毛毛蟲式+
伏地挺身

運動次數	運動效果	運動部位
每組12次 做4組	活化全身肌肉。	全身

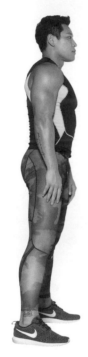

1 雙腳張開至與肩同寬，看向正前方。

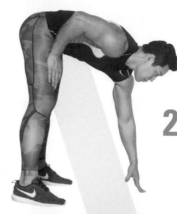

2 腳固定在地板上。按照左手、右手的順序依次碰觸地面，慢慢放低身體，做出伏地挺身的準備姿勢。

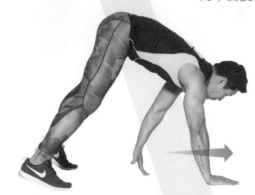

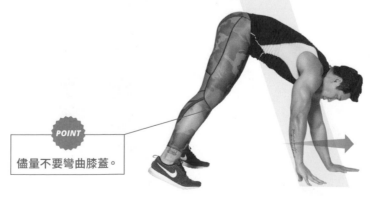

POINT

儘量不要彎曲膝蓋。

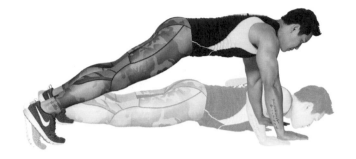

3 做伏地挺身。

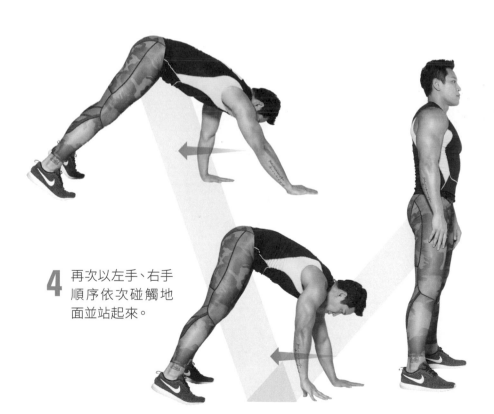

4 再次以左手、右手
順序依次碰觸地
面並站起來。

前平舉＋
側平舉

運動次數	運動效果	運動部位
每組 15～20次 做4組	活化三角肌群深層 肌肉。	肩膀

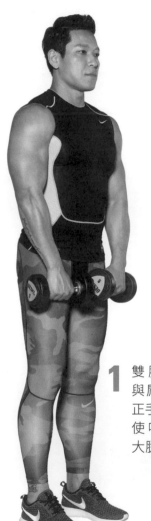

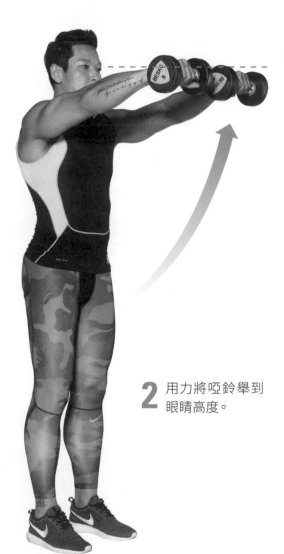

1 雙腿張開至與肩同寬，以正手握啞鈴，使啞鈴位於大腿上。

2 用力將啞鈴舉到眼睛高度。

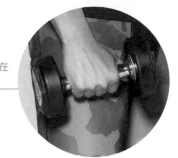

把啞鈴斜放在
大腿側邊。

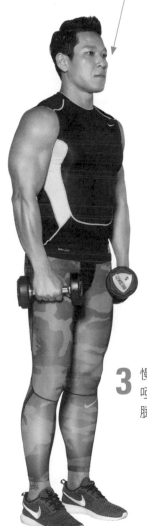

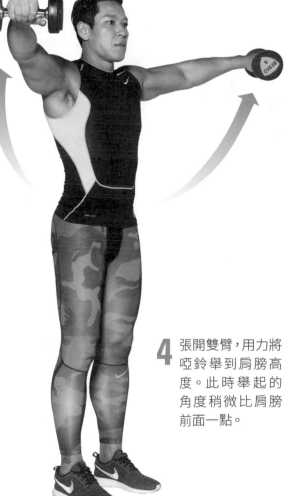

3 慢慢放下
啞鈴至大
腿旁邊。

4 張開雙臂,用力將
啞鈴舉到肩膀高
度。此時舉起的
角度稍微比肩膀
前面一點。

進階側捲腹

運動次數	運動效果	運動部位
每組 20～30次 做4組	能有效強化外側的腹肌（腹外斜肌）。	腹肌

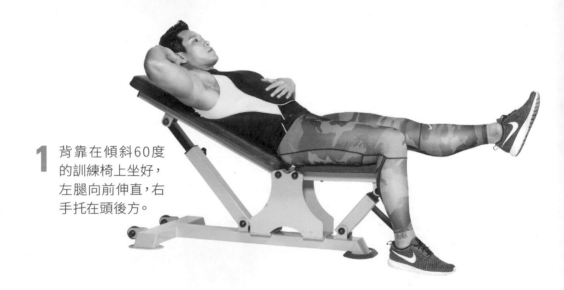

1 背靠在傾斜60度的訓練椅上坐好，左腿向前伸直，右手托在頭後方。

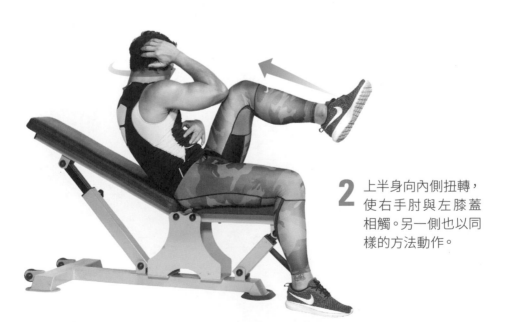

2 上半身向內側扭轉，使右手肘與左膝蓋相觸。另一側也以同樣的方法動作。

第7週
星期五
FRIDAY

弓步下蹲

運動次數
每組15次
做4組

運動效果
去除大腿、臀部贅肉。

運動部位
下半身

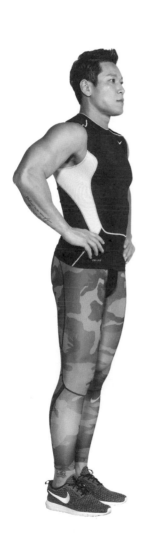

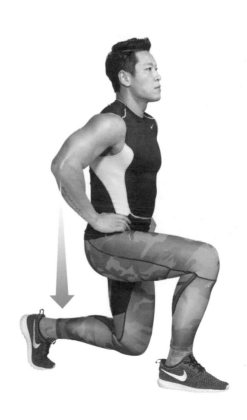

1 雙腿併攏站直，雙手
叉腰。

2 一隻腳向前踩，膝蓋彎
曲。同時彎曲後腳膝蓋成
垂直向下壓。另一側也用
同樣的方法動作。

蜘蛛人式
伏地挺身

運動次數	運動效果	運動部位
每組15次 做3組	活化全身肌群。	**全身**

1 做出伏地挺身
準備姿勢。

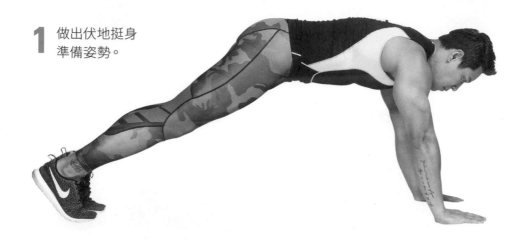

2 慢慢降低臀部,同時彎曲單
腳往上半身方向推。另一側
也用同樣的方法動作。

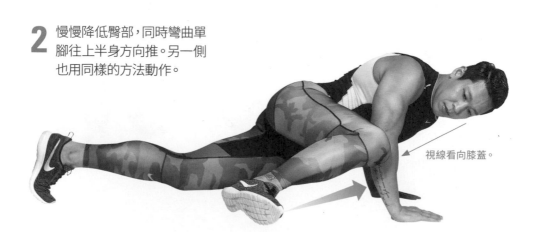

視線看向膝蓋。

第7週
星期五
FRIDAY

窄距
伏地挺身

運動次數	運動效果	運動部位
每組 15～20次 做4組	可以訓練出更強壯的肱三頭肌。	三頭肌

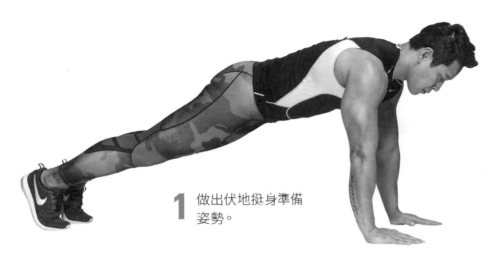

1 做出伏地挺身準備姿勢。

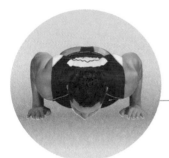

注意腋下要貼緊。

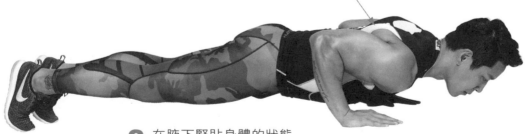

2 在腋下緊貼身體的狀態下彎曲手肘，胸口朝下。

8th
WEEK

第8週運動

運動目標

第8週是整個計畫的最後一個階段,最重要是養成正確的運動習慣。在透過8週的努力之後,你將能獲得身體平衡性、柔軟性及肌肉力量等好處,但為了能夠持續維持這樣的狀態,最後請你帶著「運動是一輩子」的想法,繼續努力安排之後的運動計畫吧!

注意事項

只要稍微大意放鬆,身體就會造成溜溜球效應。
要記住自己運動的初心,在每個階段盡心盡力的完成每個動作。

運動重點

確認目前體脂肪與肌肉量的數值,再和第一週的體態進行比較,清楚掌握自己身體的不足之處,並進行部位的強化性訓練。

運動計畫

星期	部位	項目	重量	1組次數	組數
星期一	胸	窄距上斜伏地挺身	徒手運動	20次	4
		槓鈴上斜仰臥推舉	30～50kg	8～12次	4
		啞鈴上斜仰臥推舉	10～15kg	15次	3
		彈力帶夾胸	彈力帶	20～30次	4
	二頭肌	槓鈴彎舉＋手肘抬高	15kg	12次	3
		啞鈴錘式彎舉	5kg	15～20次	4
星期二	背	槓鈴硬舉	50～80kg	10～15次	4
		槓鈴俯身划船	15kg	15次	3
		啞鈴單手划船	10kg	20次	4
		超人式	徒手運動	15次	5
	三頭肌	窄距伏地挺身	徒手運動	15次	4
		啞鈴三頭肌屈伸	6kg	15次	4
星期三	肩膀	啞鈴坐姿肩推	15kg	12次	4
		槓鈴坐姿肩推	15kg	20次	4
		啞鈴坐姿側平舉	5kg	20次	4
	斜方肌	啞鈴單邊聳肩	20kg	15次	3
		啞鈴直立划船	10kg	20次	3
星期四	下半身	深蹲	徒手運動	50次	4
		壺鈴寬步深蹲	16kg	12次	4
		階梯踏板原地弓步蹲	徒手運動	20次	4
		壺鈴擺盪	10～15kg	20次	4
星期五	全身	波比跳＋向外側踢	徒手運動	15次	4
		啞鈴硬舉＋划船	10kg	15～20次	4
	背	俯身三頭屈伸＋划船	10kg	15次	4
	三頭肌	反向撐體	徒手運動	15次	4
	全身	階梯踏板原地換腳跳	徒手運動	12次	3

注意事項

❶ 增加運動量。
❷ 每天訓練不間斷。

❶ **波比跳＋向外側踢＋深蹲**
BURPEE TEST + OUTSIDE KICK + SQUAT

每組15次做3組

參考 70p.

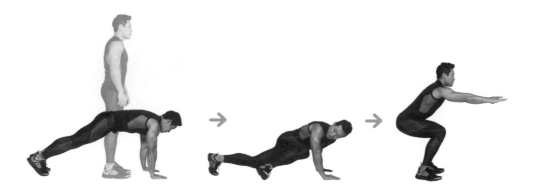

❷ **棒式＋旋轉骨盆**
ELBOW PLANK + HIP DROP PLANK

每組1分鐘做3組

參考 75p.

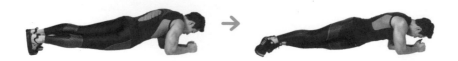

3 伏地挺身
PUSH-UP

每組
10~15次
做4組

參考
79p.

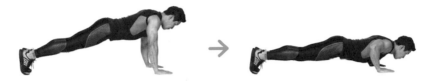

4 捲腹
CRUNCH

每組15次
做3組

參考
83p.

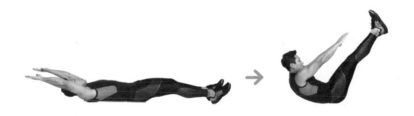

5 側捲腹
OBLIQUE CRUNCH

每組15次
做3組

參考
84p.

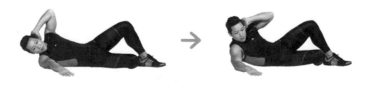

❻ 反向捲腹
LEG RAISE

每組15次 做3組　參考 85p.

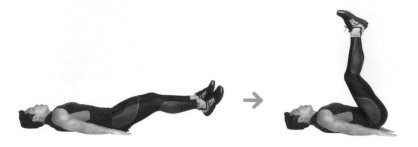

❼ 剪刀式踢腿
SCISSORS KICK

每組20次 做3組　參考 86p.

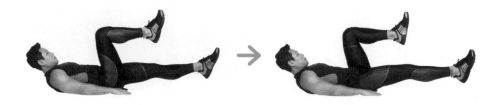

❽ 啞鈴側彎
SIDE BAND

每組20次 做3組　參考 87p.

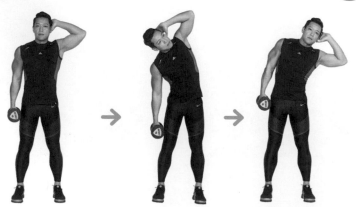

準備運動　肩部、胸部訓練前的熱身動作

注意事項

❶ 做肩膀、胸部訓練前一定要做熱身動作，以減少疼痛、受傷和疲勞度。

❷ 穩定上下半身來進行熱身動作。

每個動作
20次
做2~3組

參考
56p.

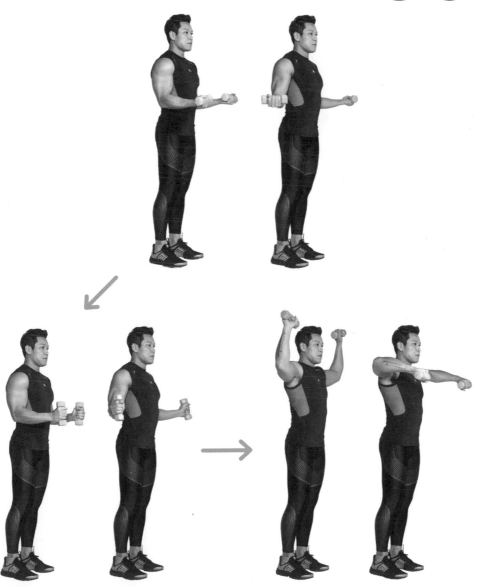

第8週
星期一
MONDAY

窄距上斜
伏地挺身

運動次數	運動效果	運動部位
每組20次做4組	使胸內側肌肉更發達。	胸

➤吸氣 ◄吐氣

1 雙腳張至與肩同寬，雙手併攏撐在訓練椅上。

2 彎曲手肘，胸口朝訓練椅方向下降後，再從胸上側部分開始向上推起。

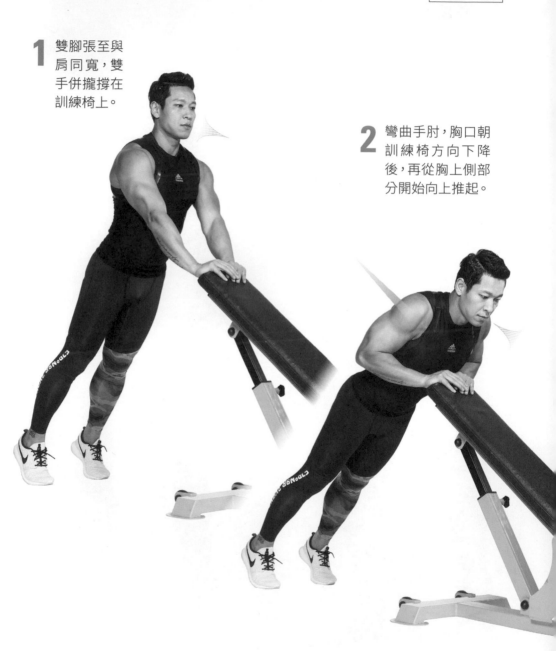

第8週
星期一
MONDAY

槓鈴上斜臥推

運動次數	運動效果	運動部位
每組 8～12次 做4組	使上側胸肌更發達。	胸

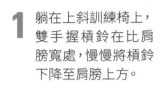

1 躺在上斜訓練椅上，雙手握槓鈴在比肩膀寬處，慢慢將槓鈴下降至肩膀上方。

2 胸大肌用力將槓鈴往正上方推。

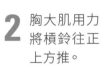

POINT

儘量伸展上部胸肌。

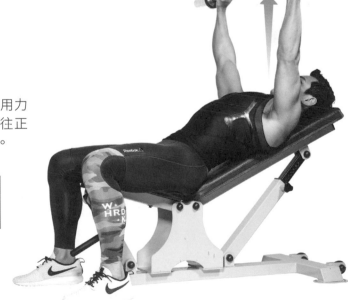

第8週
星期一
MONDAY

啞鈴上斜臥推

運動次數
每組15次
做3組

運動效果
使整個胸部上側
肌肉發達。

運動部位
胸

人 吸氣　▼ 吐氣

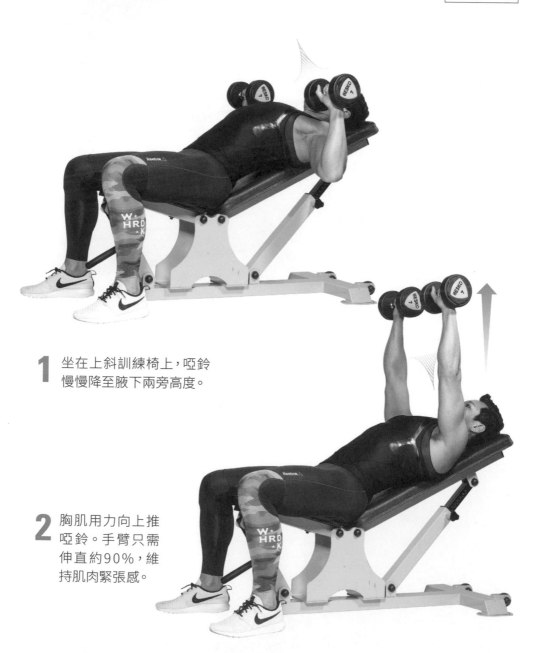

1 坐在上斜訓練椅上，啞鈴
慢慢降至腋下兩旁高度。

2 胸肌用力向上推
啞鈴。手臂只需
伸直約90%，維
持肌肉緊張感。

彈力帶夾胸

運動次數	運動效果	運動部位
每組20～30次做4組	訓練出結實胸大肌及刻劃胸肌中線。	胸

➤吸氣 ◄吐氣

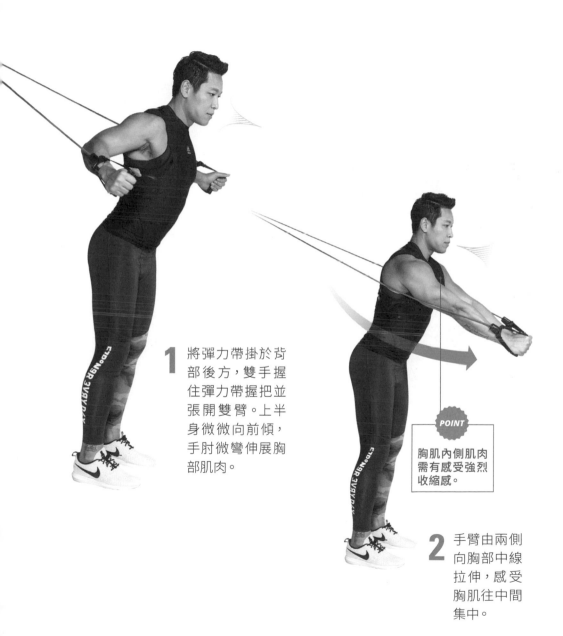

1 將彈力帶掛於背部後方，雙手握住彈力帶握把並張開雙臂。上半身微微向前傾，手肘微彎伸展胸部肌肉。

POINT

胸肌內側肌肉需有感受強烈收縮感。

2 手臂由兩側向胸部中線拉伸，感受胸肌往中間集中。

槓鈴彎舉＋手肘上抬

運動次數	運動效果	運動部位
每組12次 做3組	同時強化上臂前後的肌肉。	二頭肌

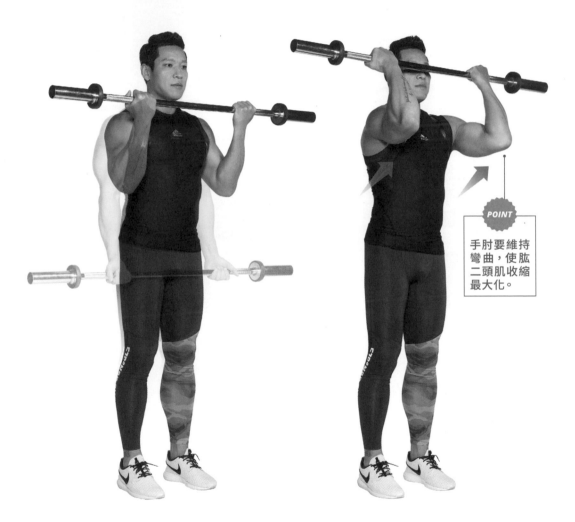

POINT

手肘要維持彎曲，使肱二頭肌收縮最大化。

1 雙手握緊槓鈴，雙腳站立張開與肩同寬。

2 往肩膀方向舉起槓鈴，並將手肘上抬與身體呈90度直角。

啞鈴錘式彎舉

運動次數	運動效果	運動部位
每組15～20次做4組	同時訓練肱二頭肌和肱橈肌。	二頭肌

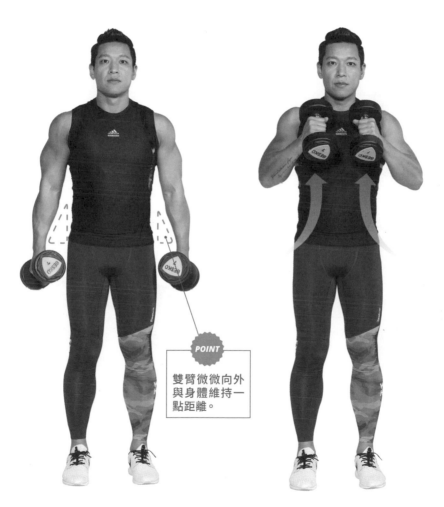

POINT

雙臂微微向外與身體維持一點距離。

1 雙手抓握啞鈴,雙腳張開與肩同寬。

2 彎曲手肘把啞鈴上抬,同時雙手微向內收攏,將啞鈴置於胸前位置,接著慢慢放下啞鈴維持肌肉緊張感。

槓鈴硬舉

運動次數	運動效果		運動部位
每組 10～15次 做4組	同時加強背部、 臀部肌肉。		背部

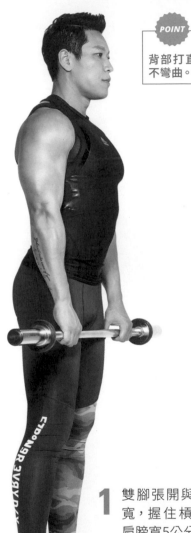

POINT
背部打直
不彎曲。

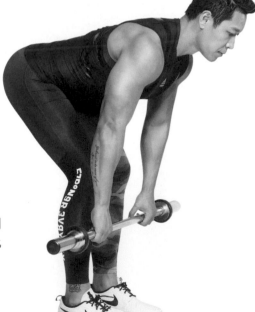

2 上半身慢慢前傾，膝蓋
微彎。讓槓鈴輕靠腿部
前方慢慢往下。當胸部
約與地面成水平時，再
慢慢往向拉回到步驟1。

1 雙腳張開與肩同
寬，握住槓鈴比
肩膀寬5公分處。

槓鈴俯身划船

運動次數	運動效果	運動部位
每組15次 做3組	根據上半身的傾斜度，訓練完整的背部肌群。	背部

➤吸氣 ◄吐氣

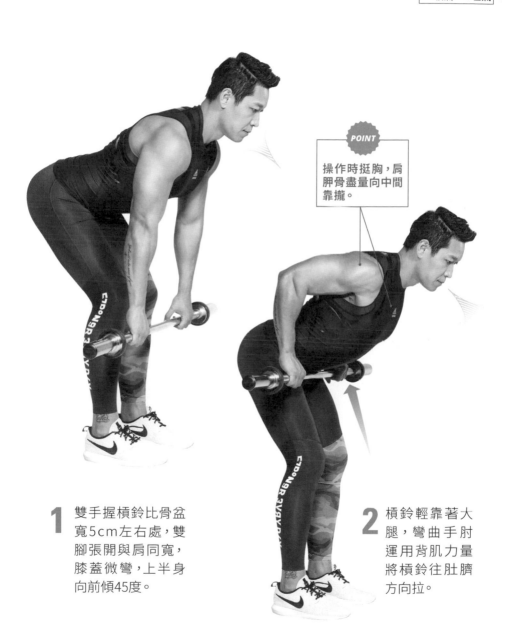

POINT

操作時挺胸，肩胛骨盡量向中間靠攏。

1 雙手握槓鈴比骨盆寬5cm左右處，雙腳張開與肩同寬，膝蓋微彎，上半身向前傾45度。

2 槓鈴輕靠著大腿，彎曲手肘運用背肌力量將槓鈴往肚臍方向拉。

啞鈴單手划船

運動次數	運動效果	運動部位
每組20次做4組	除了訓練背肌也能活化肩膀肌肉。	背部

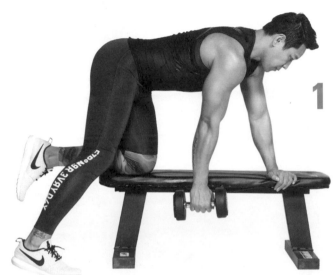

1 單手握住啞鈴,另一側的手和膝蓋抵在長凳上,背部打直與地面平行。

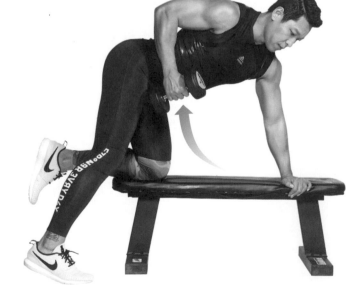

2 彎曲手肘將啞鈴往肋骨方向拉,再慢慢放下來。另一側也用同樣的方法進行。

第8週
星期二
TUESDAY

超人式

運動次數　每組15次　做5組

運動效果　強力強化豎脊肌。

運動部位　背部

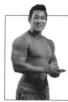

TIP

抬起手臂和腿之後，盡量維持3～5秒，時間請根據身體狀況進行調整。

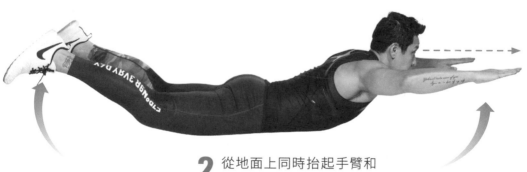

1 趴在地上，雙手向前伸。

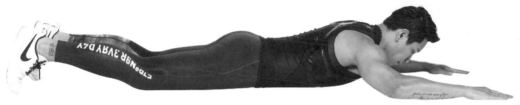

2 從地面上同時抬起手臂和腿。3～5秒後，慢慢放下手臂和腿。

窄距 伏地挺身

運動次數	運動效果	運動部位
每組15次 做4組	可以訓練出更棒 的肱三頭肌。	三頭肌

1 做出伏地挺身準備姿勢。

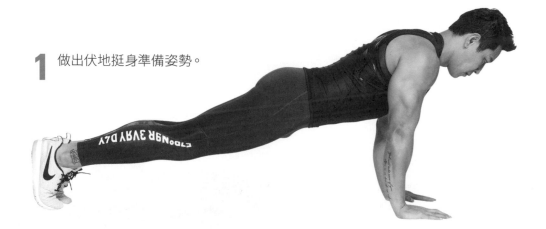

注意腋下要貼緊。

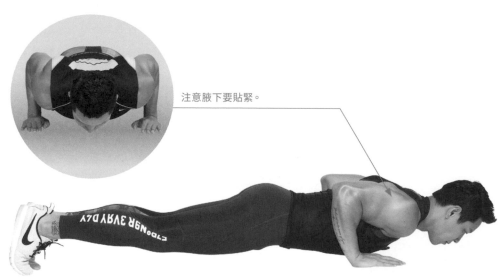

2 在腋下緊貼身體的狀態 下彎曲手肘，胸口朝下。

啞鈴三頭屈伸

運動次數	運動效果	運動部位
每組15次 做4組	訓練出更強壯的 肱三頭肌。	三頭肌

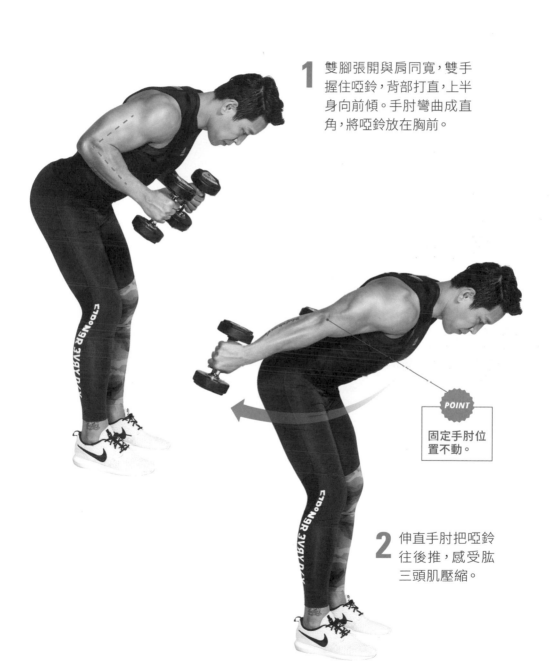

1 雙腳張開與肩同寬,雙手握住啞鈴,背部打直,上半身向前傾。手肘彎曲成直角,將啞鈴放在胸前。

POINT

固定手肘位置不動。

2 伸直手肘把啞鈴往後推,感受肱三頭肌壓縮。

啞鈴坐姿肩推

運動次數	運動效果	運動部位
每組12次 做4組	訓練三角肌群,打造更強壯的肩膀。	肩膀

➤吸氣 ◀吐氣

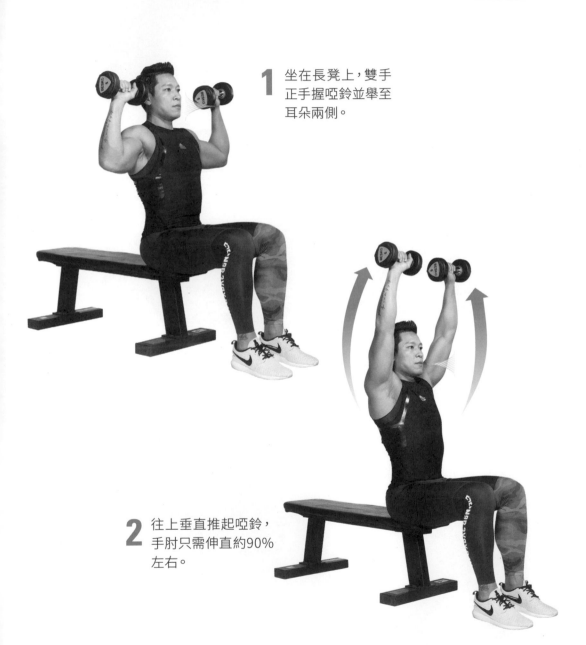

1 坐在長凳上,雙手正手握啞鈴並舉至耳朵兩側。

2 往上垂直推起啞鈴,手肘只需伸直約90%左右。

第8週
星期三
EDNESDAY

槓鈴坐姿肩推

運動次數
每組20次
做4組

運動效果
訓練三角肌群,打造
更強壯的肩膀。

運動部位
肩膀

➤吸氣 ◄吐氣

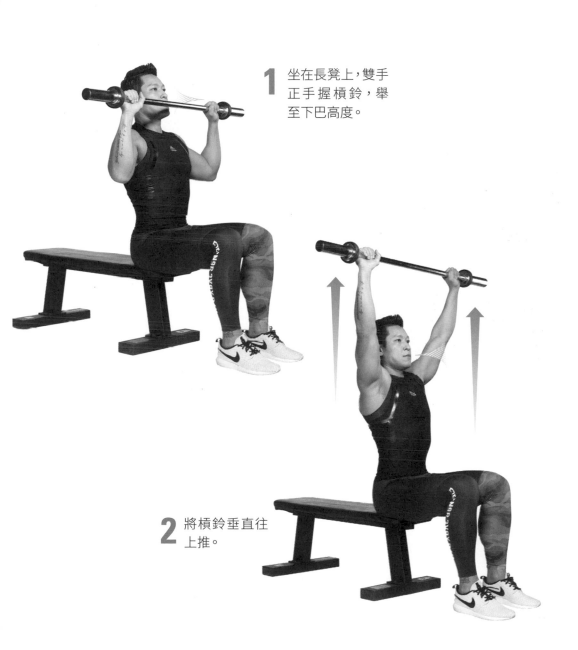

1 坐在長凳上,雙手正手握槓鈴,舉至下巴高度。

2 將槓鈴垂直往上推。

啞鈴 坐姿側平舉

運動次數	運動效果	運動部位
每組20次 做4組	使三角肌中束更加發達。	肩膀

1 坐在長凳上，雙手握啞鈴並自然下垂於兩側。

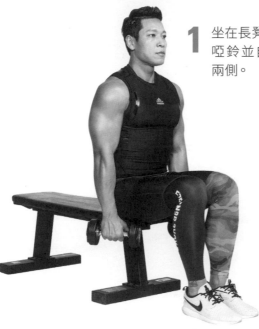

POINT
舉起的角度稍微比身體前面一點。

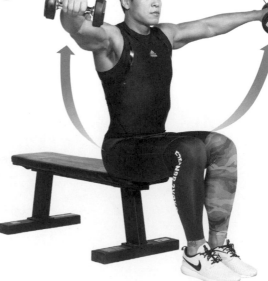

2 手臂維持伸直狀態，將啞鈴舉至肩膀高度，再慢慢放下來。

第8週
星期三
EDNESDAY

啞鈴單邊聳肩

運動次數	運動效果	運動部位
每組15次 做3組	訓練出強壯的 斜方肌。	斜方肌

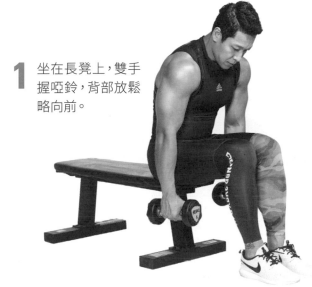

1 坐在長凳上,雙手握啞鈴,背部放鬆略向前。

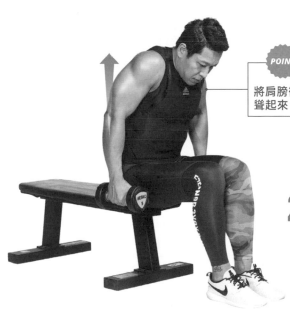

POINT

將肩膀微微聳起來。

2 單邊聳肩將啞鈴輕提。另一邊也以同樣方法進行。

啞鈴直立划船

運動次數	運動效果	運動部位
每組20次做3組	使肩膀與斜方肌變得更強壯。	**斜方肌**

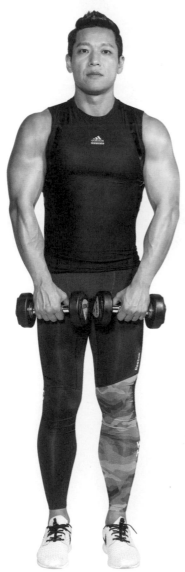

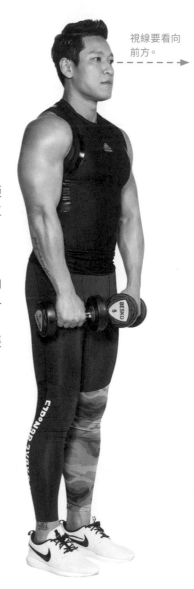

視線要看向前方。

1 正面
雙手握著啞鈴,讓啞鈴位於大腿前。

側面
注意脊椎、腳和肩膀成一直線不彎曲。雙腳自然張開站立。

POINT 啞鈴位置至下巴高度,手肘需抬的比手掌更高。

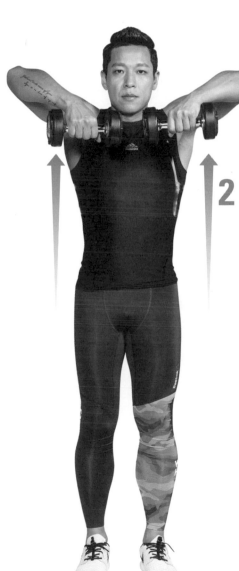

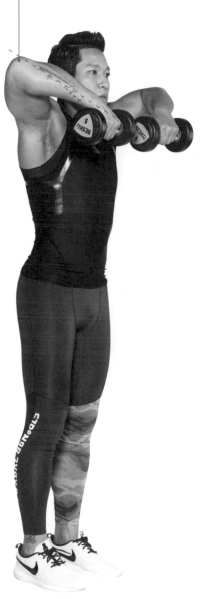

2

正面
將啞鈴上抬至胸上緣,使手臂和腳形成「Y」字形。

側面
拉高啞鈴時注意肩膀不要聳肩。盡可能下沉肩膀,重點在於只提高手肘和啞鈴。

深蹲

運動次數	運動效果	運動部位
每組50次做4組	讓下半身肌肉發達的代表性運動。	**下半身**

1 雙腿自然地張開到與肩同寬，腳尖稍微向外。

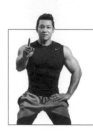

TIP

雖然會很累，但每組運動次數必須要增加到50次。進入第8週的階段，增加運動量會對身體產生更多刺激，這點非常重要。

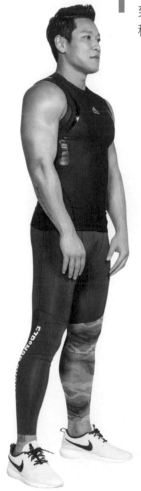

POINT

注意手臂與地面平行。

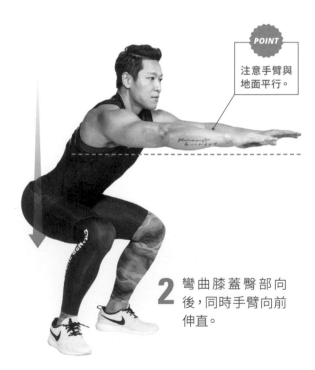

2 彎曲膝蓋臀部向後，同時手臂向前伸直。

第8週
星期四
HURSDAY

壺鈴
寬步深蹲

運動次數
每組12次
做4組

運動效果
使大腿內側的肌肉
變得結實有彈性。

運動部位
下半身

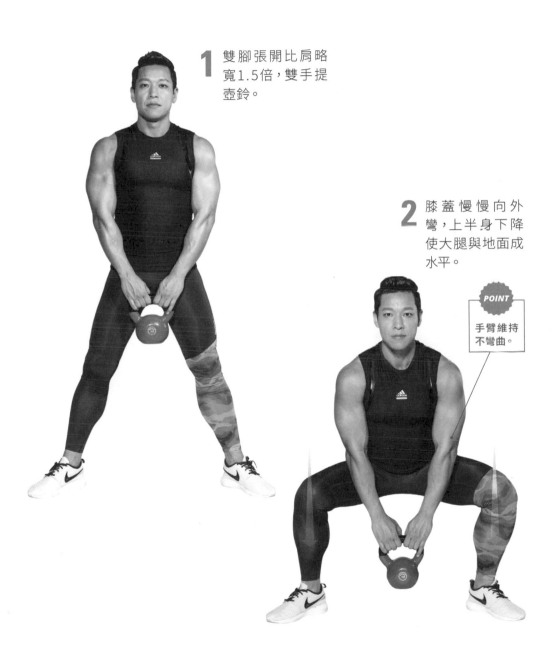

1 雙腳張開比肩略寬1.5倍，雙手提壺鈴。

2 膝蓋慢慢向外彎，上半身下降使大腿與地面成水平。

POINT
手臂維持不彎曲。

階梯踏板
原地弓步蹲

運動次數	運動效果	運動部位
每組20次 做4組	增強大腿前側肌肉 力量。	下半身

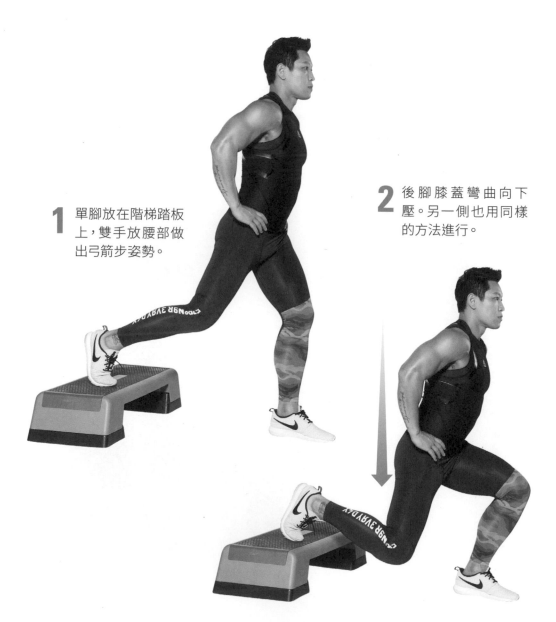

1 單腳放在階梯踏板上,雙手放腰部做出弓箭步姿勢。

2 後腳膝蓋彎曲向下壓。另一側也用同樣的方法進行。

第8週
星期四
HURSDAY

壺鈴擺盪

運動次數　每組20次　做4組

運動效果　打造強壯核心肌群。

運動部位　全身

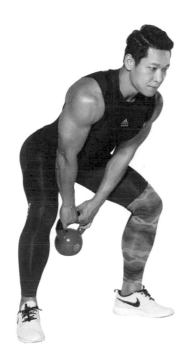

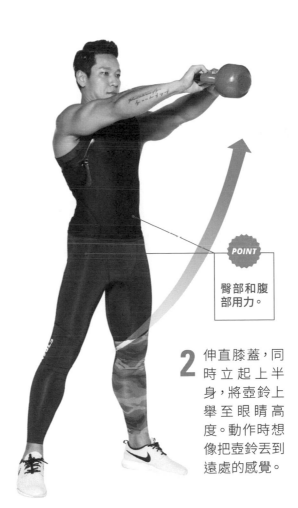

POINT

臀部和腹部用力。

1 雙腳張與肩同寬，雙手抓握壺鈴。上半身及膝蓋微彎，使壺鈴位於小腿間後方。

2 伸直膝蓋，同時立起上半身，將壺鈴上舉至眼睛高度。動作時想像把壺鈴丟到遠處的感覺。

波比跳＋
向外側踢

運動次數	運動效果	運動部位
每組15次 做4組	同時發展全身耐力、 心肺耐力。	**全身**

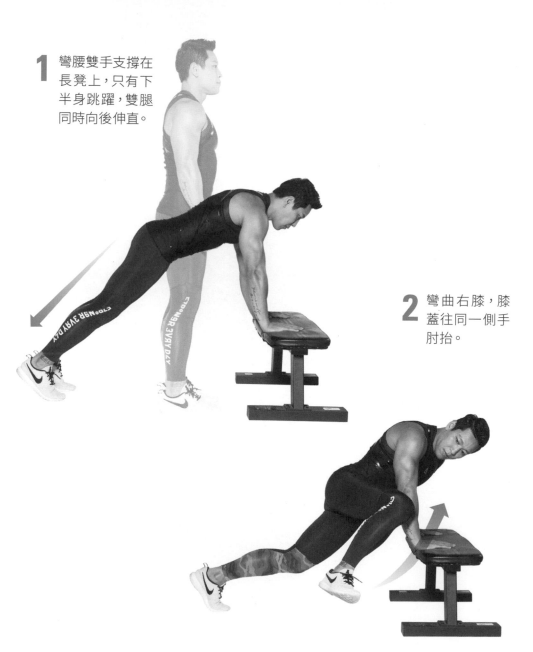

1 彎腰雙手支撐在長凳上，只有下半身跳躍，雙腿同時向後伸直。

2 彎曲右膝，膝蓋往同一側手肘抬。

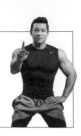

3 左膝以同樣的方法進行步驟2。

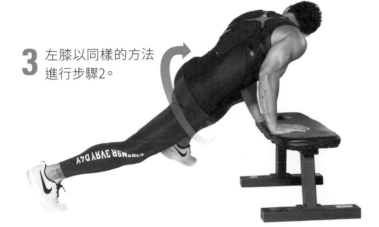

4 接著雙腳同時跳躍,成站立姿勢。

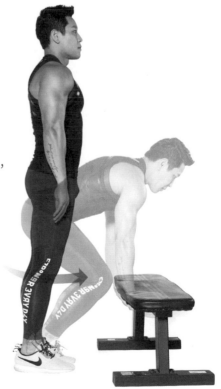

第8週
星期五
FRIDAY

運動次數	運動效果	運動部位
每組 15～20次 做4組	同時強化背、臀和大腿肌肉。	全身

啞鈴硬舉＋划船

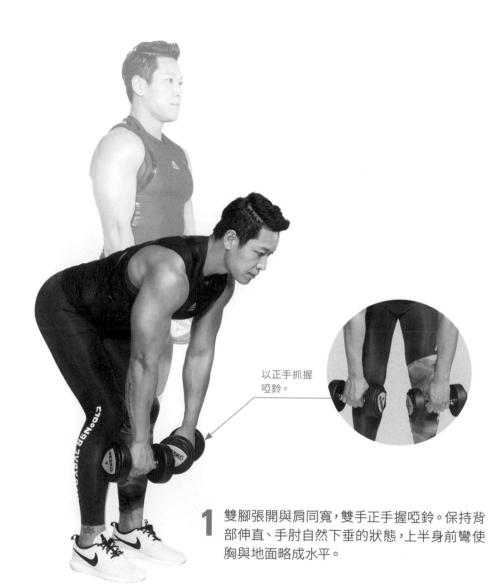

以正手抓握啞鈴。

1 雙腳張開與肩同寬，雙手正手握啞鈴。保持背部伸直、手肘自然下垂的狀態，上半身前彎使胸與地面略成水平。

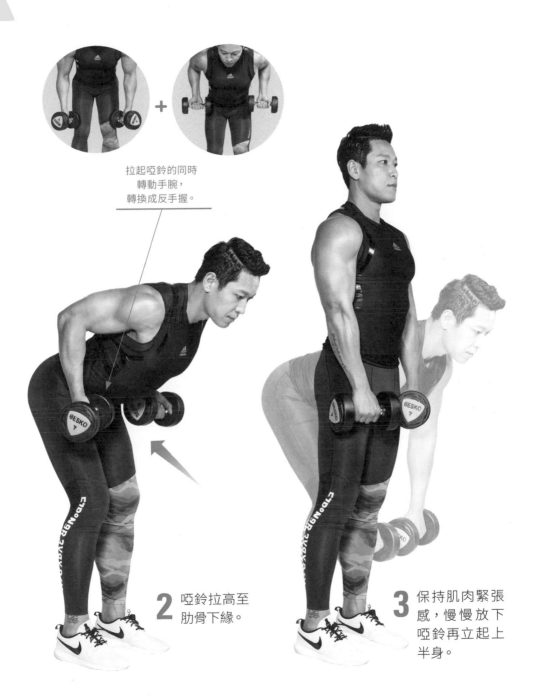

拉起啞鈴的同時
轉動手腕，
轉換成反手握。

2 啞鈴拉高至
肋骨下緣。

3 保持肌肉緊張
感，慢慢放下
啞鈴再立起上
半身。

第8週
星期五
FRIDAY

俯身三頭屈伸
＋划船

運動次數	運動效果	運動部位
每組15次 做4組	強化手臂、肩膀和 背部肌群。	背部

1 整個手臂向後伸展，
將啞鈴拉至後方。

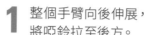

POINT

微微彎曲
手肘。

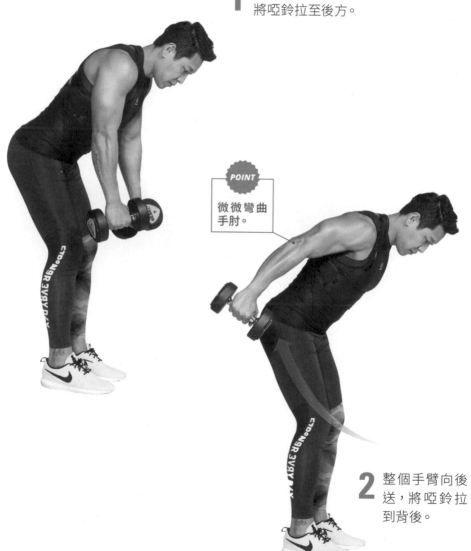

2 整個手臂向後
送，將啞鈴拉
到背後。

第8週
星期五
FRIDAY

反向撐體

運動次數	運動效果	運動部位
每組15次做4組	刺激肱三頭肌、肩部和胸部肌群。	三頭肌

> 吸氣 ◀吐氣

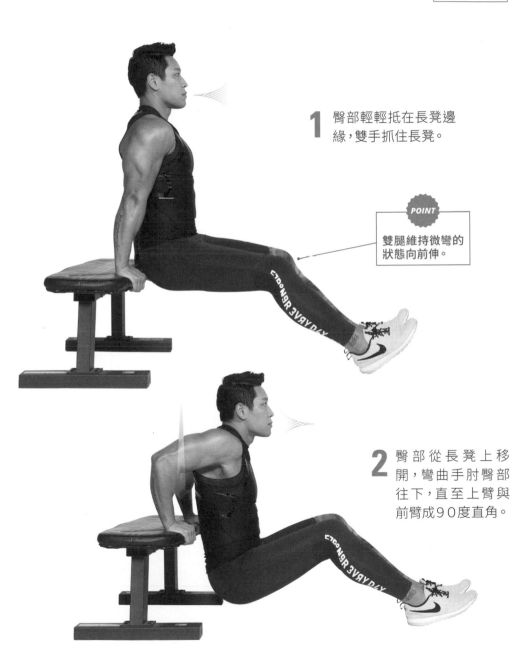

1 臀部輕輕抵在長凳邊緣，雙手抓住長凳。

POINT

雙腿維持微彎的狀態向前伸。

2 臀部從長凳上移開，彎曲手肘臀部往下，直至上臂與前臂成90度直角。

第8週
星期五
FRIDAY

階梯踏板
原地換腳跳

運動次數	運動效果	運動部位
每組12次 做3組	強化心肺耐力。	全身

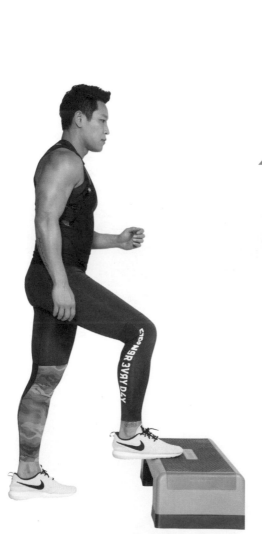

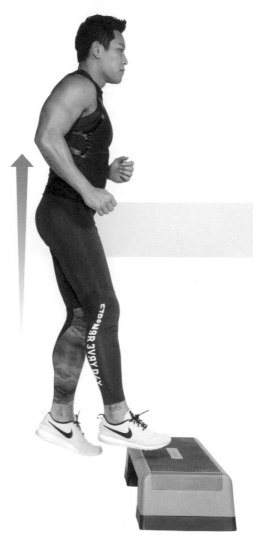

1 單腳放在階梯踏板上，擺出跑步的姿勢。

2 用力跳躍，在空中改變雙腳的位置。

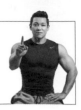

TIP

這是為期8週的奇蹟計畫最後收尾運動。不僅能強化心肺功能，還有助於提高全身運動能力及緩解壓力，也因為是簡單易行的一個動作，所以隨時都能進行。

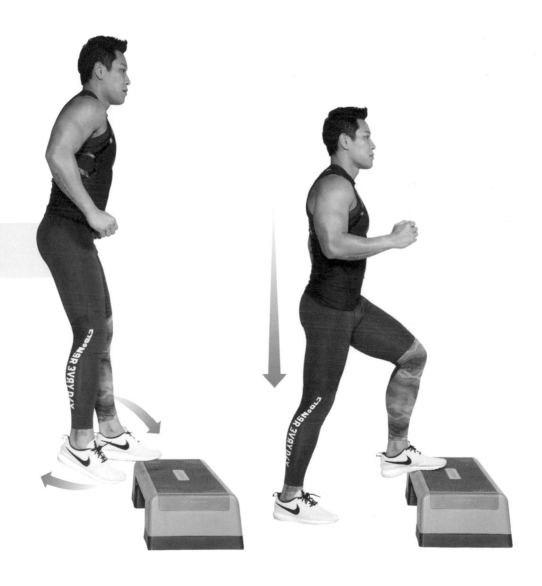

3 落地時，另一隻腳要踏在階梯踏板上面。
另一側也用同樣的方法快速進行。

運動男人們的 Q & A

Q1 **我在運動期間喝了酒，該怎麼辦才好？**

酒精代謝在體內會導致水分的流失，並隨著肌肉量減少，基礎代謝率也會跟著降低，很快就成為容易堆積脂肪的易胖體質。因此，喝酒後的第二天一定要藉由有氧運動大量出汗，這樣身體能透過大量汗水排出雜質。

Q2 **睡眠習慣也會影響運動嗎？**

在晚上10點前睡覺，荷爾蒙才會好好的分泌，若凌晨3點左右才睡的話，疲勞就會不斷積累在身體上。在這種狀態下進行運動，不僅運動效果會打折扣之外，也會增加受傷的風險性。運動、營養和休息這三者需達到均衡才能有效減重，如果這三者失衡，將很難達到預期的效果。

Q3 **要如何打造出即使吃得多也不會胖的體質呢？**

有些人不容易變胖的祕密就在於「肌肉量」。也就是說，當人體的肌肉越多，就越容易消耗熱量，即使吃得多，也比較不容易發胖。要知道肌肉消耗的熱量，比等重量的脂肪消耗熱量，最多能高達到50倍。因此，肌肉量越多的人，就越容易擁有易瘦體質！想要有效的提高肌肉量，只需每天堅持進行一小時的肌力訓練就能達到。簡單來說，想獲得不易發胖的體質，就是打造出肌肉型的身體。

Q4 該怎麼減去內臟脂肪呢？

減少內臟脂肪是維持健康身體必要的動作，最好的方式是透過有氧運動來提升身體氧氣的交換率；你可以透過慢跑、健走或游泳等有氧運動來減少內臟脂肪。建議每天進行20～30分鐘的有氧運動訓練，同時攝取魚類或黃豆等有助於消除內臟脂肪的食物。

Q5 運動時不能吃鹹的食物嗎？

如果吃得太鹹，身體會積累很多水，這是造成水腫的原因之一。如果減少鈉的攝取量，身體中的水也會一起排出，當水分排出體外，體重就會減少。低鈉飲食能有助於使肌肉線條變得更加明顯。

Q6 我想阻止溜溜球現象發生。

比起減重要讓身體不產生溜溜球現象，是一件困難的事。但好不容易達成目標，當然不能讓身材又回復到原本狀態！因此，必須要堅持每週3次以上，每次一小時的訓練習慣，並保持正確的飲食。如果不想出現暴飲暴食，最好採取少量多餐的方式。另外，比起吃甜食或油炸食物，最好簡單攝取水煮蛋或10顆杏仁等方式，讓大腦保持一種飽足感。在經過8週的計畫後，基本上體力都會有所提升，這時你可自行調整訓練狀態，以防止體重反彈。

Q7 開始運動後食慾變得更好了，這樣沒關係嗎？

若是與自己現有的體能相比，過度運動反而容易造成食慾大增的現象，如果當攝入熱量大於消耗熱量時，就容易造成減重失敗的狀況。但如果能安排適度的運動強度，反而會減少食慾，較容易管理及控制體重。

國家圖書館出版品預行編目（CIP）資料

只要 8 週！讓肌肉奇蹟般復活：專為忙碌的人設計的 8 週奇蹟訓練法，把肥胖和虛弱的身體變

成名牌肌肉。/ 趙名紀作；高毓婷譯 .-- 初版 .-- 臺北市：墨刻出版股份有限公司出版：英屬蓋

曼群島商家庭傳媒股份有限公司城邦分公司發行, 2023.12

　　面；　公分

　譯自：8 주간의 기적 근육의 부활

　ISBN 978-986-289-957-1(平裝)

1.CST: 健身運動 2.CST: 運動訓練 3.CST: 肌肉

411.711   112019697

墨刻出版

只要8週！讓肌肉奇蹟般復活
8 주간의 기적 근육의 부활

作　　　　者	조명기 (CHO MYUNG KEE, 趙名紀)
譯　　　　者	高毓婷
責 任 編 輯	林彥甫
圖 書 設 計	千禾創意工作室

發 行 人	何飛鵬
事業群總經理	李淑霞
社　　　長	饒素芬
出 版 公 司	墨刻出版股份有限公司
地　　　址	台北市民生東路 2 段 141 號 9 樓
電　　　話	886-2-25007008
傳　　　真	886-2-25007796
E M A I L	service@sportsplanetmag.com
網　　　址	www.sportsplanetmag.com

發　　　行　英屬蓋曼群島商家庭傳媒股份有限公司城邦分公司
　　　　　　地址：104 台北市民生東路 2 段 141 號 B1
　　　　　　讀者服務電話：0800-020-299
　　　　　　讀者服務傳真：02-2517-0999
　　　　　　讀者服務信箱：csc@cite.com.tw
　　　　　　城邦讀書花園：www.cite.com.tw

香 港 發 行　城邦（香港）出版集團有限公司
　　　　　　地址：香港灣仔駱克道 193 號東超商業中心 1 樓
　　　　　　電話：852-2508-6231
　　　　　　傳真：852-2578-9337

馬 新 發 行　城邦（馬新）出版集團有限公司 Cite (M) Sdn Bhd
　　　　　　地址：41, Jalan Radin Anum, Bandar Baru Sri Petaling, 57000 Kuala Lumpur, Malaysia
　　　　　　電話：603-90578822
　　　　　　傳真：603-90576622

經 銷 商　聯合發行股份有限公司（電話：886-2-29178022）、金世盟實業股份有限公司
製　　版　漾格科技股份有限公司
印　　刷　漾格科技股份有限公司
城 邦 書 號　LSP022

I S B N 978-986-289-957-1（平裝）
E I S B N 9789862899564（EPUB）
定價 650 元
2023 年 12 月初版

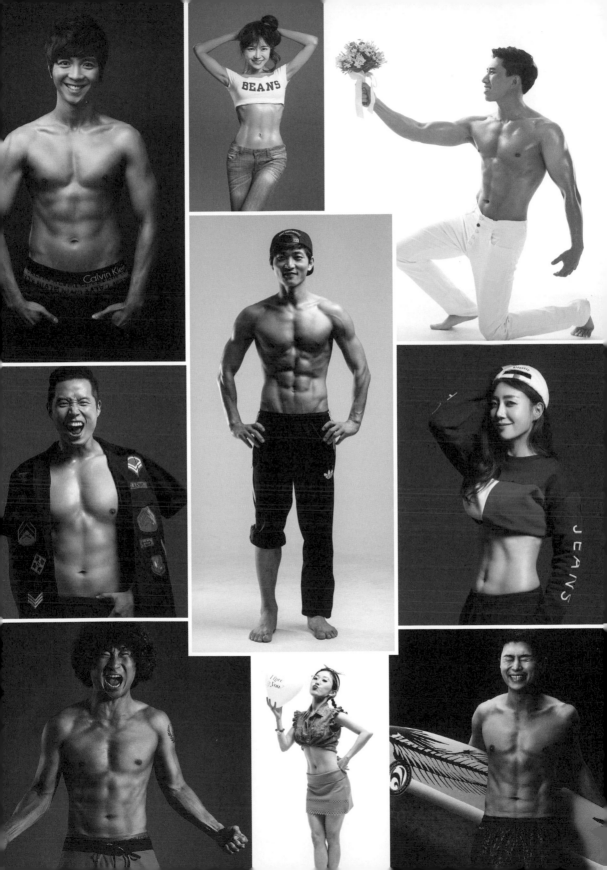

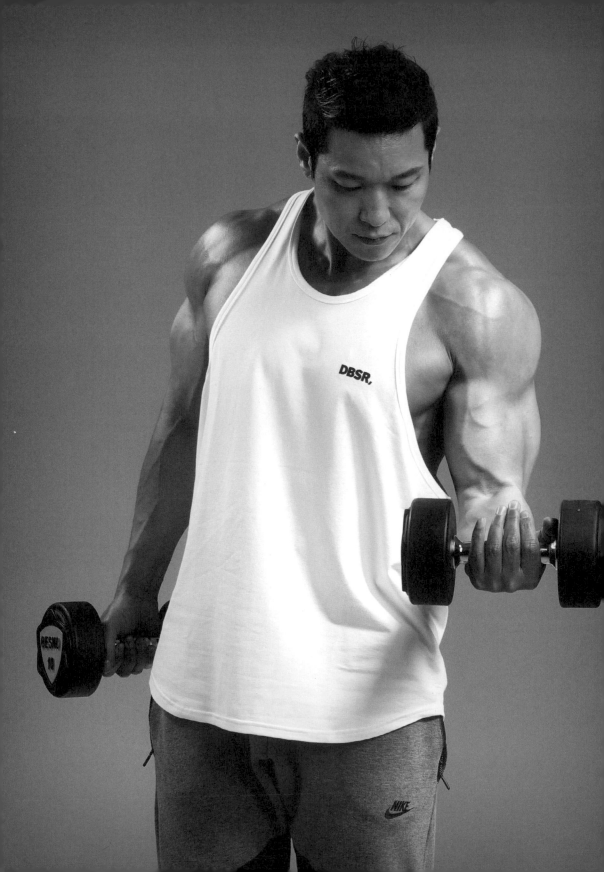